AF538241

Manfred A. Ullrich

Wirksame Hilfe beim Restless-Legs-Syndrom (RLS)

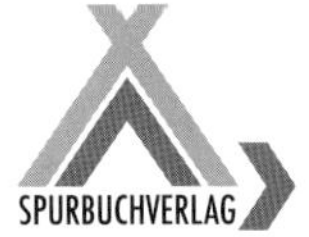

Manfred A. Ullrich

Wirksame Hilfe beim Restless-Legs-Syndrom (RLS)

Die natürliche Erfolgstherapie ohne Medikamente

Bibliografische Information der Deutschen Nationalbibliothek
Die Deutsche Nationalbibliothek verzeichnet diese Publikation in der Deutschen Nationalbibliografie; detaillierte bibliografische Daten sind im Internet über http://dnb.dnb.de abrufbar.

1. Auflage, November 2017
© Alle Rechte beim Spurbuchverlag,
Am Eichenhügel 4, 96148 Baunach
Ausführung: pth-mediaberatung GmbH, Würzburg
www.mediaberatung.de
ISBN 978-3-88778-525-3

Copyright 2017 by Spurbuchverlag.
Alle Rechte, einschließlich der Übersetzung in Fremdsprachen, vorbehalten. Kein Teil des Werkes darf in irgendeiner Form (Druck, Fotokopie, Mikrofilm, CD oder einem anderen Verfahren) ohne schriftliche Genehmigung des Verlages reproduziert oder unter Verwendung elektronischer Systeme verarbeitet, vervielfältigt oder verbreitet werden.

Inhaltsverzeichnis

Allgemeines

Wir Heilpraktiker dürfen die Worte „eine Krankheit heilen" nicht im Internet, im Buch oder sonstigen Schriftformen verwenden. So will es das Gesetz.

Denn unsere Erfolgsmethoden sind unwissenschaftlich.
Das heißt: Sie haben keinen „wissenschaftlichen Nachweis".

Den wissenschaftlichen Nachweis zu erbringen, ist für uns Heilpraktiker unbezahlbar. Wir haben keine Lobby wie die Schulmedizin in der Pharmabranche, sie wollen möglichst viele Medikamente verkaufen. Bei einem Vortrag für eine Pharma-Firma hatte ich nur einmal kurz das Wort „Colon-Hydro-Therapie" erwähnt und schon wurde ich zur Rede gestellt. Wenn ich das Wort noch einmal nenne, müssen wir uns trennen, meinte der Firmenchef. Wir haben uns getrennt.

Hunderte von Abmahnungsgesellschaften warten nur darauf, dass im Internet, im Buch oder Flyer steht, dass wir eine Krankheit mit unseren natürlichen Heilmethoden „geheilt haben". Es geht hier nachweislich um Androhungen von Strafen bis zu 250.000 Euro, ersatzweise ein halbes Jahr Haft. Es ging bei diesem Prozess direkt vor das Landgericht und die Revision vor das Oberlandesgericht. Glücklicherweise leben wir hauptsächlich von der positiven Mundpropaganda.

Wir müssen erfolgreich sein. Dieses Buch zeigt Ihnen, lieber Leser, wie das auch ohne Medikamente funktioniert.

Ich schreibe also immer in meinen Büchern „erfolgreich behandeln". Das kann ja auch „lindern" bedeuten.

Der wissenschaftliche Nachweis ist gesammeltes Wissen
mit festen Grenzen zur Unwissenheit.
Und diese Grenzen verschieben sich täglich.
Und je mehr wir wissen, desto häufiger stellen wir fest,
wie unwissend wir Menschen doch sind.
Manfred. A. Ullrich

Die natürlichen Therapien sind schulmedizinisch umstritten, werden aber in Naturheilpraxen mit positiven Erfahrungen durchgeführt.

Dieser Text muss laut Oberlandesgericht eingefügt werden.

2003 behandelte ich zum ersten Mal RLS erfolgreich. 2007 ist nach vielen erfolgreichen RLS-Therapien das erste Taschenbuch über dieses Thema von mir erschienen.

Inzwischen haben sich die Behandlungsmethoden weiter verfeinert und entwickelt, von der Spritze auf das NIIT-Gerät (Nichtinvasive Induktions-Therapie, www.spurbuchverlag.de, ISBN 978-3-88778-338-9).

Vorwort

Das Thema „Restless-Legs-Syndrom“ (RLS) fasziniert mich schon lange, da ich häufig von Patienten frequentiert werde, die von der etablierten Medizin im Stich gelassen worden sind mit ihren Leiden und Schmerzen. Und was noch schlimmer ist, oft abqualifiziert oder nicht ernst genommen werden, die letztlich, wie viele angeblich unheilbare Kranke, durch die Maschen des schulmedizinischen Netzes gefallen sind.

Wir sind für die Menschen mit ihren Problemen da, wir haben für sie Zeit, wir hören ihnen zu und versuchen, Patienten, die nach vielen Arztbesuchen ihren Glauben an die Allmacht der Naturwissenschaft, die sich immer weiter von der Natur entfernt, verloren haben, neue Wege aufzuzeigen.

Das ist natürlich häufig teurer und langwierig, aber auch erfolgreich. Unser Ruf baut sich alleine auf unserem Erfolg auf.

Meine Aufgabe sehe ich aber nicht nur darin, Menschen in ihrer Not mit neuartigen Therapien zu helfen, sondern auch ihren Glauben an die Schulmedizin wieder aufzubauen.

Mein Ziel ist es, eine Brücke zu schlagen zwischen der Naturheilkunde und der Naturwissenschaft.
Wir brauchen beide medizinischen Richtungen.

Die Allopathie (Schulmedizin) kann mit Operationen und schnell wirkenden Medikamenten Leben retten, aber ohne Operation und mit Medikamenten nur selten chronische, langjährige Erkrankungen heilen.

Die Naturheilkunde sieht Körper, Geist und Seele als eine Einheit, nicht wie der Facharzt sein kleines Krankheitsfeld. Geht es einem Patienten körperlich schlecht, wie bei der RLS, wird er auch seelisch krank oder umgekehrt. Die meisten Patienten wissen das, aber die Krankenhäuser ignorieren es. Eigentlich müsste auf jeder Station ein Psychotherapeut arbeiten.

Mit der Naturheilkunde können die meisten chronischen Krankheiten erfolgreich behandelt werden. Aber das ist abhängig von dem Wissen, der Qualität und der Praxisausstattung des Therapeuten, dem Krankheitsstadium und der Mithilfe des Patienten, z.B. bei der Ernährung.

Die „Wunderpille" für und gegen alles gibt es nicht!

Chronisch krank und keiner nimmt mich ernst

Sie als Patient warten wahrscheinlich Monate und Jahre darauf, dass Sie von selbst wieder gesund werden. Die Erkrankung ist von selbst gekommen, sie geht auch wieder von selbst. Man liest ja viel von Spontanheilungen. Aber sie haben keinen „wissenschaftlichen Nachweis", es gibt sie also nicht.

Aber nach einiger Zeit stellen Sie fest, die Beschwerden kommen immer öfter und nehmen zu statt ab. Sie besuchen Ihren Hausarzt und erzählen ihm von den nächtlichen, hin und wieder auftretenden Schlafstörungen mit Beschwerden an den Beinen, selten an den Armen. Schmerzmittel und Schlafmittel helfen nicht. Irgendwann wechseln Sie den Arzt und werden an einen „Spezialisten" verwiesen. Neue Medikamente werden verordnet. Dann folgt die Überweisung an den Orthopäden, der röntgt und findet auch nichts.

Ihre Odyssee geht weiter über den Phlebologen zum Neurologen. Wenn Ihnen dann noch jemand einen Besuch beim Psychologen vorschlägt, reißt Ihnen der Geduldsfaden. Jetzt fangen Sie an zu experimentieren. Sie fasten vielleicht, stellen Ihre Ernährung um, treiben Sport, versuchen es mit Akupunktur, Hypnose oder Massage, alles umsonst.

Wenn dann irgendwann einmal die richtige Diagnose, RLS, gestellt worden ist, heißt es: „Diese Krankheit ist unheilbar, nur Medikamente können lindern." Vielleicht glauben Sie diesen Verordnern und nehmen entsprechende Medikamente. Denken Sie daran, keine Wirkung ohne Nebenwirkung, sagt mein Sohn, ein Internist.

Das ist nicht nur zum Nachschlagen für Sie persönlich, sondern der Therapeut erspart sich das viele Nachfragen nach der Anamnese.
Verbesserungen und Veränderungen sollten zum exakteren Verständnis in Prozentzahlen angegeben werden. So weiß jeder nach einiger Zeit, ob man sich noch „auf dem richtigen Behandlungsweg" befindet.

Es gibt noch einen Grund für das Tagebuch. Ich frage die wieder genesenen Patienten, ob sie damit einverstanden sind, sich mit einem neuen Patienten von mir mit gleichem oder ähnlichem Krankheitsbild zu unterhalten und vielleicht auch etwas Beistand zu leisten. Die Antworten waren immer positiv.

Der Kranke glaubt dem Allopathen im Allgemeinen mehr als einem Heilpraktiker. Er hat ja studiert.
Vom Mediziner hört er, dass die Krankheit unheilbar ist und er ständig, um nachts beschwerdefrei zu bleiben und schlafen zu können, Medikamente braucht.
Das stimmt natürlich nur teilweise.
Die Erfolgstherapie muss der Patient meist selbst bezahlen und sie dauert ihre Zeit.

Der gesundete RLS-Patient wirkt überzeugender als das dahingesprochene Wort des Mediziners.
Erfolg erzeugt Zufriedenheit beim Patienten und Therapeuten.

Allgemeines über chronische und akute Krankheiten

Warum gelten chronische Krankheiten, wie zum Beispiel RLS, als unheilbar? Wir haben den Lehrsatz aufgestellt, der sich immer wieder in der Praxis als richtig erwiesen hat:

> Chronische Krankheiten sind ohne Operation meist unheilbare Krankheiten, nur akute Krankheiten sind heilbar.

RLS ist eine chronische Krankheit.
Sie kann nur über eine „Akutphase" (Verschlimmerungsphase) langfristig ohne Medikamente beseitigt werden. Akute Krankheit heißt aber auch: Verschlimmerung der Krankheitssymptome für meistens 1 oder 2 Tage bis nach der nächsten Behandlung. Erst nach der „Verschlimmerungsphase" bzw. „Akutphase" beginnt die „Heilphase". Bei RLS kann es zu 2 bis 3 kurzzeitigen Verschlimmerungsphasen kommen, je nachdem, wie wir mit der Erfolgstherapie bestimmte Körperstellen behandeln.

Die Angst vor der Nacht, selten nur vor dem Tag

Die Leidensgeschichte einer Patientin. Hier kann der Leser einmal die ganz Tragweite und das subjektive Empfinden einer betroffenen Patientin nachfühlen.

Patientin R., 79 Jahre alt, geistig und körperlich vollkommen fit.
In der Anamnese (Befragung) sagt sie Folgendes: „Ich bin eigentlich vollkommen gesund, wenn diese widerlichen Beschwerden nicht wären. Jede Nacht das gleiche Spiel.

Ich sitze mit meinem Bekannten bis 22 Uhr vor dem Fernseher. Dann beginnen langsam die Beschwerden. Es fängt mit einem Kribbeln in den Leisten an. Das steigert sich zu einem Ziehen in der tiefen Muskulatur und der Schmerz zieht mir langsam von der Leiste in die Waden. Ich sitze schon auf einem hohen, harten Stuhl. Im Autositz oder im weichen Sessel fangen die Schmerzen schon viel früher an.

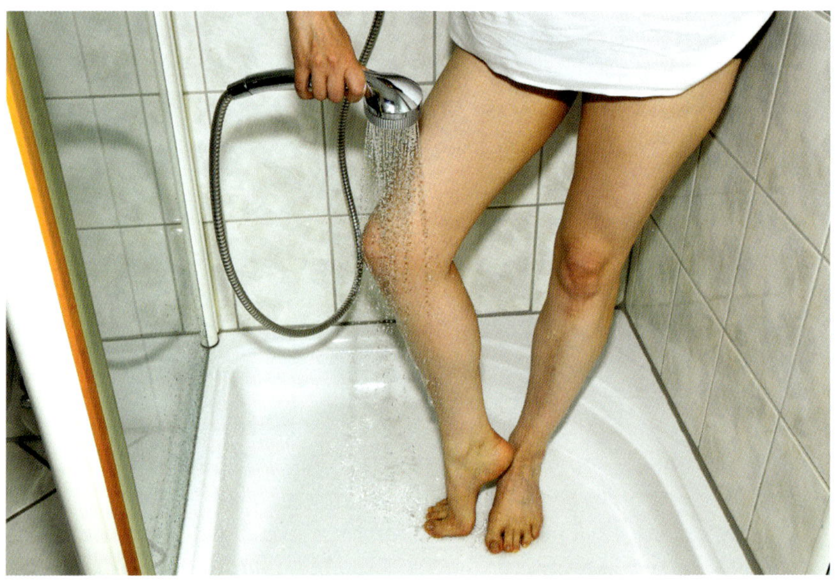

Zum Schluss habe ich schon Schmerzen in den Gesäßbacken. Ich muss nun umhergehen. Die einstündige Beinbewegung lindert die Beschwerden. Dadurch kann ich ungefähr bis 24 Uhr schlafen. Dann treiben mich die Schmerzen wieder aus dem Bett. Wieder muss ich eine Stunde gehen, bis die Schmerzen nachlassen. In der Zeit bürste ich die Waden mit kaltem Wasser ab. Jetzt schlucke ich die zweite Tablette, wieder nur eine Stunde Schlaf. Der Schmerz treibt mich wieder auf die Beine und ich wandere eine Stunde hin und her. Zwischendurch bürste ich wieder die Waden mit kaltem Wasser ab. Um 4 Uhr werde ich noch einmal wach für etwa 1 Stunde. Ich wandere, bewege die Beine und ab 5 Uhr morgens kann ich etwas länger durchschlafen.

Jede Nacht laufe ich dreimal eine Stunde hin und her und schlafe zwischendurch jeweils eine Stunde. Ein Glück, dass ich nicht morgens aufstehen und zur Arbeit gehen muss. Das hielte ich nicht durch.

Vor 13 Jahren begannen die Probleme und steigerten sich laufend. Seit 3 Jahren habe ich auch tagsüber Probleme. Unser gemeinsames Hobby ist Angeln. Wir setzen uns also ins Auto und fahren zu unserem Angelplatz.

Aber so einfach ist das nicht. Nach 15 Minuten beginnen die Schmerzen in den Beinen und mein Bekannter muss anhalten. Ich vertrete mir einige Minuten die Beine und erst dann kann er weiterfahren, immer im 15-Minuten-Takt.

An Fahrten mit dem Reisebus ist gar nicht zu denken. Schlaf- und Beruhigungsmittel helfen überhaupt nicht. Wo soll das nur enden?“

Die Häufigkeit (Prävalenz) von RLS in der Bevölkerung

Es gibt über die Anzahl der Betroffenen in Deutschland nur Schätzungen und diese klaffen weit auseinander, da die meisten Patienten fehldiagnostiziert wurden und weiterhin werden.

In Österreich scheinen nach einer Schätzung 900.000 Menschen darunter zu leiden, also ungefähr 8 %. In Deutschland geht man von ca. 7 % der männlichen und ca. 13 % der weiblichen Bevölkerung aus. Andere Statistiken geben 8 Millionen betroffene Bundesbürger an.

Nach einer Untersuchung bzw. statistischen Erhebung der westfälischen Wilhelms-Universität Münster in Zusammenarbeit mit der neurologischen Klinik und dem Institut für Epidemiologie und Sozialmedizin der Universität Greifswald ermittelte man folgende Zahlen:

Gruppengröße:	über 4.000 Personen willkürlich ausgewählt
Altersgruppe:	20 – 79 Jahre
betroffene Männer:	7,6 %
betroffene Frauen:	13,4 %
Gesamt:	10,5 %

Betroffene der Altersgruppen:

20 – 29 Jahre:	3,0 % der Männer
	4,9 % der Frauen
60 – 69 Jahre:	13,2 % der Männer
	19,4 % der Frauen

Hochgerechnet ca. 8 Millionen RLS-Kranke, also 10 % in ganz Deutschland der über 20-jährigen Menschen.

Bei den Geschlechtern nahm die Häufigkeit mit wachsendem Alter kontinuierlich zu. Bei Frauen ohne Kinder lag die Häufigkeit in allen Altersgruppen genauso hoch wie bei den Männern.

Bei Frauen, die 3 oder mehr Kinder geboren hatten, lag das Risiko, an RLS zu erkranken, zwischen dem 50. und 59. Lebensjahr 3,5 mal so hoch wie bei den Männern.

Laut Apothekerzeitschrift vom März 2006 sind zwischen 5 und 10 % der Bevölkerung von dieser Erkrankung betroffen.

Der RLS-Patient und sein Umfeld

Selbst wenn die passenden, lindernden Medikamente und die zur Zeit richtige Dosis gefunden worden ist, wacht man trotzdem im Allgemeinen nachts öfter auf.
Die Beschwerden sind halt nur nicht mehr so extrem. Manchmal verspürt man nur noch ein Kribbeln in den Beinen oder Armen, ein Ameisenlaufen in den Waden oder ein Ziehen im Oberschenkel, geruhsam ist der Schlaf mit Medikamenten auch nur selten.

Man geht unausgeschlafen zur Arbeit. Jeden Tag ist man nur müde. Das fällt auf. Die Tagesmüdigkeit wird auch oft mit dem CMS, dem Chronischen Müdigkeits-Syndrom, verwechselt. Die Müdigkeit am Tage beeinflusst das ganze Leben des Kranken.
Einhergehend mit der Tagesmüdigkeit ist man ständig gereizt, verkehrt, wie man im Volksmund sagt. Da man klinisch gesund ist, stufen Freunde, Ehemann, Bekannte und Kollegen diese Erkrankung oft nicht als Krankheit, sondern als „Spleen" ein.

- Geh doch mal früher ins Bett!
- Leg dich endlich mal wieder hin!
- Du machst mich jede Nacht wach, ich brauch auch meinen Schlaf!
- Nimm endlich eine Schlaftablette oder schlaf in einem anderen Zimmer!
- Jede Nacht weckst du mich!
- Der pennt auch ständig!

Letztlich ist man zu müde, Freunde zu besuchen oder zu empfangen. Langjährige Kontakte werden abgebrochen. Man isoliert sich, um anderen nicht zur Last zu fallen.

Mit der Zeit wird man oft niedergeschlagen, man sieht das Leben nur noch schwarz. Die Zeit der Isolation beginnt.

Depressionen sind die Folge. Hilfe ist auch vom Arzt (außer mit Tabletten) nicht zu erwarten. Der Besuch von Bekannten bleibt vollständig aus.

Jetzt setzt die psychische Krankheit zusätzlich ein.

Manche Krankheiten dürfen nicht in eine Akutphase kommen, wie zum Beispiel Krebsstadien, Asthma, Kachexie (zu große Schwäche oder Endzustand einer Krankheit) oder wenn Gefahr für das Leben des Patienten besteht. Bei RLS ist das im Allgemeinen unproblematisch.

Kurzfristig kann bei RLS die Schulmedizin lindern, langfristig ist die Naturheilkunde erfolgreicher.

Ein anderer Fall:

Männlicher Patient, 70 Jahre alt, Oberhausen:
Beginn der Probleme im linken Bein, mit „Ziehen“ in den Waden, wie „Ameisenlaufen“. Das zog sich später bis in die Zehen hinein. Zur Erleichterung legte er die rechte Ferse auf die linken Zehen, im Liegen natürlich, und drückte mit der rechten Ferse die Zehen hoch (Dehnung). Die Besserung dauerte 0,5 Stunden. Danach zuckte das Bein allerdings komplett bis in die Leiste. Dann stand der Patient auf, ging 20 Meter. Danach waren alle Probleme weg. Das hielt ca. 1 Stunde an. Der Kranke konnte also eine Stunde lang schlafen. Jetzt nach 4 Jahren hat der Patient auch tagsüber ständig Ameisenlaufen vom Knie bis in die Zehen, rund um die Uhr im Sitzen und Liegen. Der Kranke nimmt keine Medikamente zu sich. Der Hausarzt meinte: Das ist altersbedingt. Die Erfolgstherapie beginnt jetzt beim Heilpraktiker.

Was ist RLS?

Die RLS heißt ausgeschrieben das Restless-Legs-Syndrom.
Das Syndrom der ruhelosen Beine.

Es wird in der Literatur auch Wittmarck-Ekbom-Syndrom oder auch Willis-Ekbom-Desease genannt.

Es ist angeblich eine neurologische Erkrankung mit sehr unterschiedlichen Gefühlsstörungen, die sich immer wieder zu den unterschiedlichen Tages- und Nachtzeiten wiederholen.
Diese Symptome sind bei jedem Patienten etwas anders ausgeprägt. Der eine hat nur 1 oder 2 Symptome, der andere hat wieder 1 oder 2 andere Probleme.

Folgende Symptome können bei RLS auftreten:

- Unbändiger Bewegungsdrang der Arme und/oder der Beine, manchmal auch einseitig. Es entsteht eine motorische Unruhe an den Extremitäten.
- „Brennen“ in den Armen und Beinen.
- „Ameisenlaufen“ unter der Haut.
- Krämpfe, meist nur in den Beinen. Magnesium hilft nur in den leichten Fällen manchmal.
- Kribbeln in den Armen oder Beinen, das einfach nicht aufhören will.
- Jucken, ein unbändiger Juckreiz reißt den RLS-Kranken aus dem Schlaf und verhindert ein erneutes Einschlafen.

Die Beschwerden in der Nacht sind so stark, dass viele Patienten aus Angst, sich lächerlich zu machen, aus Angst, als Simulant zu gelten, der nur krankfeiern will oder auch als Hypochonder (eingebildeter Kranker) zu gelten, alles verschweigen.

Im Allgemeinen wissen Freunde, Angehörige und Kollegen nichts von dem nächtlichen Leiden. Es gibt keine exakte Beschreibung der Missempfindungen und es ist nicht mit wenigen Worten zu umschreiben.

Niemand glaubt einem, denn die klinischen Parameter versagen alle. (Parameter = Messmethoden)

Missempfindungen treten in den Beinen und/oder Armen meist in den Zeiten der Ruhe und Entspannung auf. Es entsteht ein Ziehen, Kribbeln, Schmerzen, „Ameisenlaufen", Wärmegefühl und Spannung. Dies führt zum vorzeitigen Erwachen des Patienten. Die Störungen treten einseitig, beidseitig oder wechselseitig auf.
Häufig sind die Schmerzen mittig des Oberschenkels, an dem unteren Teil des Unterschenkels oder mittig der Wade lokalisiert, manchmal mit Brennen unter dem Fuß oder mit Schmerzen oder Taubheitsgefühl auf dem Fußrücken.
Charakteristisch für RLS ist eine leichte Linderung durch Bewegung der Muskulatur. Die Muskeln dehnen, anspannen und entspannen über 15 Minuten lindert. Der Patient wandert meist durch die Wohnung, macht Kniebeugen, auf dem Rücken liegend Radfahren und immer wieder Muskeln anspannen und entspannen. Das minutenlange Duschen der Beine mit kaltem Wasser ist auch hilfreich. Es tritt aber nur eine kurzfristige Besserung ein.

Die Beschwerdeschübe können sich auch mit Perioden der Beschwerdefreiheit abwechseln.

- ~ 2-3 % hatten selten, bis 1-mal im Monat RLS
- ~ 7-8 % hatten 2- bis 4-mal pro Monat RLS
- ~ 3-4 % hatten 5- bis 15-mal pro Monat RLS
- ~ 6 % hatten mehr als 15-mal pro Monat RLS
- ~ 80 % hatten jede Nacht Beschwerden

Es gibt keine richtigen Tiefschlafphasen mehr. Die größte Häufigkeit der Beschwerden liegt abends und nachts zwischen 22 und 4 Uhr.

Begleiterscheinungen und Vorboten des RLS können periodische Zuckungen der Beine, seltener Arme, im Schlaf sein, die den Patienten kurzzeitig aus dem Schlaf reißen.

Der Schlafmangel mit dem Wegfall der Tiefschlafphasen ist bei RLS-Patienten oft sehr ausgeprägt. Es kommt dabei häufig zur Tagesmüdigkeit, Antriebslosigkeit, Konzentrationsstörungen, Unruhe, Burn-out-Syndrom und Depressionen mit Leistungsabfall und Isolation.

Therapie:

Nach 12 Injektionsserien mit Procain 0,5-%ig waren alle Beschwerden beseitigt.

- Gespritzt wurde zwischen die Zehen, jeweils 0,2 - 0,3 ml, rechts und links.

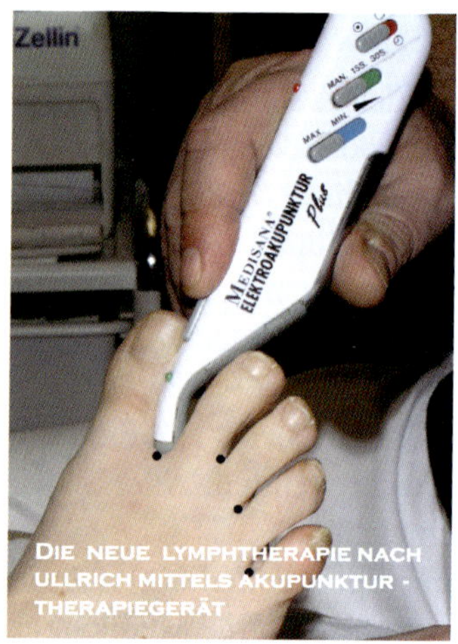

DIE NEUE LYMPHTHERAPIE NACH ULLRICH MITTELS AKUPUNKTUR - THERAPIEGERÄT

- Sodann unter die Zehen in die Gelenkfältelungen 0,1 - 0,2 ml, rechts und links.

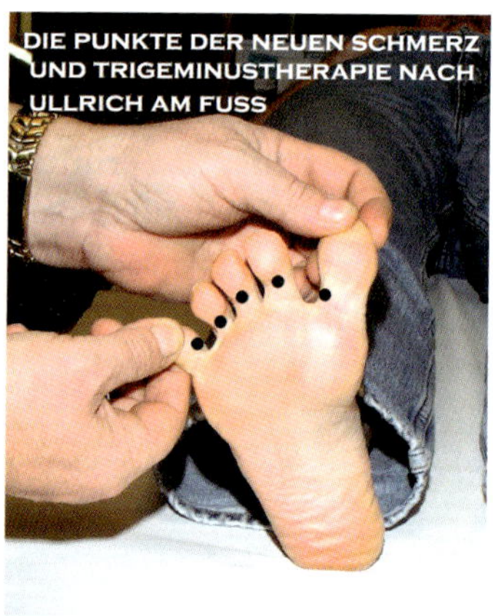

DIE PUNKTE DER NEUEN SCHMERZ UND TRIGEMINUSTHERAPIE NACH ULLRICH AM FUSS

- Ungefähr 0,3 ml zwischen die Finger beider Hände.
- Und an jeweils 2 ausgetesteten Stellen in den Händen.

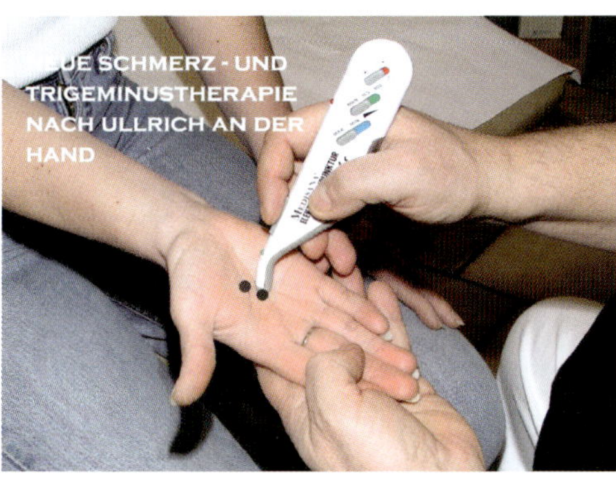

Das ist ein Teil der „Neuen Schmerztherapie nach Ullrich“. Danach waren alle Schmerzen und Bewegungseinschränkungen dauerhaft beseitigt.

Im Jahr 2016 begann aber ein neues Martyrium für den Patienten. Nachts bekam er im linken Arm und linken Bein so starke Schmerzen, dass er um den Schlaf gebracht wurde und das jede Nacht. Nur linksseitig!
Es begann eine ganze Odyssee von Arzt und Klinikbesuchen. Man diagnostizierte einen Morbus Fäbri in der nahen Universitätsklinik. Das konnte natürlich nicht sein, so alt werden Morbus-Fäbri-Patienten nicht. Diese Diagnose hielt sich ungefähr 1 Jahr.

Dann stellte man eine Polyneuropathie fest und verwarf die alte Diagnose. Aber Heilung war schulmedizinisch nicht möglich. Er bekam starke Medikamente, um überhaupt leben zu können. Jetzt stellten sich starke Depressionen ein. Der Patient verzweifelte. Nun hatte er einen ganzen Medikamentencocktail einzunehmen. Trotzdem verschlimmerten sich alle Probleme.

Er ist jetzt arbeitsunfähig bis zur Rente. 2016 besuchte er wieder, nach 8 Jahren, unsere Naturheilpraxis. Nach der Untersuchung mit einem Akupunkturstift begannen wir mit unserer Behandlung. Er hatte in Armen und Beinen, links, RLS. Das war alles.

Inzwischen haben wir eine elegante Therapielösung und brauchen nur noch selten spritzen.

Wir setzten die „Nichtinvasive Induktionstherapie“, kurz NIIT, ein. Die Behandlung ist fast vollkommen schmerzfrei. Dieses Gerät ist allerdings sehr teuer. Man hätte aber auch die vorgenannte Injektionstherapie einsetzen können.

Nach der 1. Behandlung der Beine und der 1. Behandlung der Arme trat die erwartete Akutphase auf. Wir behandelten zusätzlich noch Schulter und Leiste. Nur 15 Behandlungen mit jeweils 40 Minuten waren notwendig, um das jahrelange Martyrium zu beenden. Er ist jetzt an Armen und Beinen vollkommen beschwerdefrei. Die Medikamente sind ausschleichend abgesetzt worden. Die Depressionen gehen zur Zeit zurück.

Das war eine typische Krankengeschichte zu einer schwer syptomatischen Form der RLS.

Sie sehen, verehrte Leserinnen und Leser, jede RLS ist mit der NIIT und der NSTU (Neue Schmerztherapie nach Ullrich) erfolgreich zu behandeln.

Es gibt 1.000 Therapien, aber nur 1 richtige Diagnose.
Damit steht und fällt jede Therapie.

Das Buch zur NSTU:
Schmerzfrei durch die Nichtinvasive Induktionstherapie (NIIT)
ISBN 978-3-88778-338-9

Die symptomatische Form des RLS wird auch sekundäre Form genannt. Sie propft sich auf andere Krankheiten auf. Die Krankheiten sind Auslöser und Ursachen der symptomatischen Form. In Frage kommen folgende Erkrankungen laut Schulmedizin:

- Die Eisenmangelanämie (Blutarmut). Der rote Farbstoff im Blut ist Eisen. In Familien mit einer Eisenmangel-Anämie tritt RLS häufiger auf. Prädestiniert sind lymphatische Menschen, also blonde oder rothaarige Menschen. Sie haben oft einen verminderten Hämoglobingehalt der roten Blutkörperchen, deren Aufgabe es ist, Sauerstoff aufzunehmen und abzugeben.

- Man vermutet, dass bei manchen RLS-Formen bestimmte Rezeptoren für den Eisen-Transport in die Substantia Nigra (schwarze Substanz) im Mittelhirn fehlen. (Der D2-Dopaminrezeptor ist ein eisenhaltiges Eiweiß). Dadurch kommt es eventuell zu einer Funktionsminderung. Das wurde angeblich schon in mehreren Versuchen bestätigt.

- Niereninsuffizienz (Nierenschwäche): ca. 30% aller Dialysepatienten leiden unter RLS. Schuld daran ist nicht die Dialyse, sondern die Nierenfunktionsstörung. Meist liegt eine Autointoxikation (Selbstvergiftung) durch die erkrankte Niere vor. Diese scheidet nicht mehr genügend harnpflichtige Substanzen aus. Diese Giftstoffe verbleiben in der Blutbahn und lagern sich im Körper (Urämie) an, statt ausgeschieden zu werden. Das Blut ist als Sauerstoffversorger nicht mehr 100%ig in Ordnung.

- Niereninsuffizienzen werden häufig hervorgerufen durch:
  - Diabetes mellitus, Typ 1-7, (Nephrosklerose)
  - Chronische Glomeruloephritis (Entzündung)
  - Pyelonephritis (Entzündung)
  - Nierenabflussstau durch Nierensteine u. a.

  Chronische Pyelonephriden schwelen oft, ohne Probleme zu verursachen, jahrelang vor sich hin und werden klinisch erst spät und selten festgestellt.

- Dickdarminsuffizienz

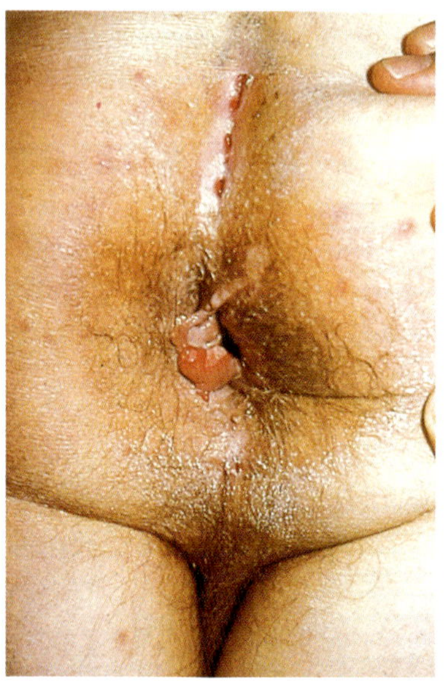

Morbus Crohn am Darmausgang

Mit den Jahren sammeln sich immer mehr Fäkalien, Kot, in den Darmtaschen (Haustren) an. Ursachen können eine chronische Entzündung durch Autoimmunerkrankungen wie Morbus Crohn, Colitis ulcerosa (Psoriasis), durch sich wiederholende allergische Reaktionen und entsprechende Entzündungen wie ATI (Amylase-Trypsin-Inhibitor-Sensitivität), Glutensensitivität, Weizen-Dinkel-Allergie, Getreidesensitivität, Zöliakie und andere durch die Getreide verursachte Erkrankungen sein. Durch Entzündungen entsteht ein ständiger Blutverlust und damit eine Eisenmangel-Anämie.

- Perniziöse Anämie

Es entsteht ein chronischer Vitamin-B12-Mangel, oft gepaart mit einem Folsäuredefizit. Manchmal tritt der chronische Vitamin-B12-Mangel zusammen mit der Eisenmangel-Anämie auf, die Pernizisöse Anämie findet sich oft bei Veganern.

Da sekundär der Dopaminstoffwechsel durch zu wenig Sauerstoff im Blut mancher Menschen gestört ist, reagieren manche Kranke auf Dopaminantagonisten (dopaminunterdrückende Medikamente). Aber auch andere starke Medikamente kommen als Auslöser von RLS in Frage.

Manchmal ist die Schwangerschaft der Auslöser, aber hier ist der Grund wohl die wirkliche Ursache, nämlich die Verspannung und Dehnung der Adduktoren. Das sind die Sehnen und Bänder in der Leistengegend. Dazu später.

Ablagerungen durch Nierenfunktionsstörung usw. verursachen eine Verhärtung des Gewebes, der Bänder und Muskeln.

- Meteorismus

Auch Blähsucht genannt. Es ist eine übermäßige Ansammlung von Gasen im Verdauungstrakt. Im Allgemeinen nur im Colon. Sie treten bei einer der vielen möglichen Störungen im Dickdarm auf. Nach jedem Mittagessen entstehen Wasserstoff- und Methangase durch Bakterien oder andere Gärgase durch übermäßige Pilzkulturen und Unverträglichkeiten.

Normalerweise wandern diese Gase durch die Darmwand in die Blutbahn, binden sich statt Sauerstoff an die Blutkörperchen und machen den Menschen nach dem Essen müde (Sauerstoffmangel). Über die Lunge und die Bauchdecke werden dann die Gase abgeatmet (Mundgeruch).

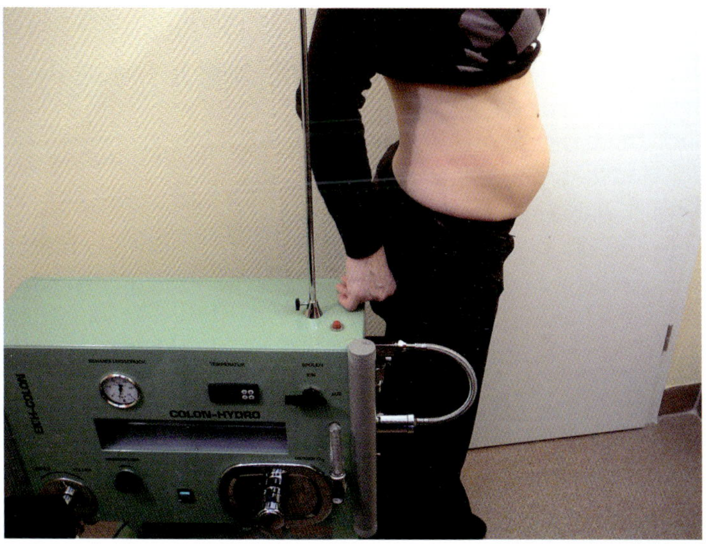

Diese sekundären oder symptomatischen Formen verschwinden manchmal von selbst, wenn man die Ursache der Primärerkrankung ausschaltet und beseitigt. Trotzdem sollte eine naturheilkundliche Behandlung zusätzlich erfolgen.

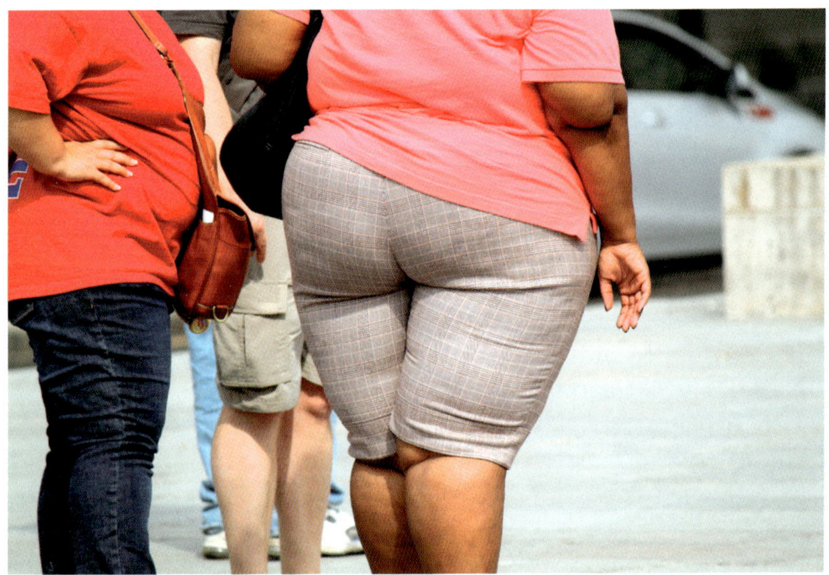

Lipoedem nur bei Frauen

Manchmal lässt sich auch die Primärerkrankung nicht beseitigen, wie z. B. bei Dialysepatienten, dann beseitigte die naturheilkundliche Behandlung bisher immer die Symptome des RLS langfristig, ohne dass der Körper des Kranken durch Medikamente noch mehr vergiftet wurde.

Mit Sicherheit gibt es weitere Auslöser des RLS, denn die Ursache ist schulmedizinisch nicht genügend erforscht. Es gibt natürlich Forschungsaufträge. Das ist leider ein Nachteil unserer Marktwirtschaft. Mit Therapien lässt sich in der Chemie kein Geld verdienen, sondern mit Medikamenten.

Die Differenzialdiagnose

Die Differenzialdiagnose dient der Unterscheidung zu anderen, vielleicht ähnlichen Erkrankungen. Dazu gehören:

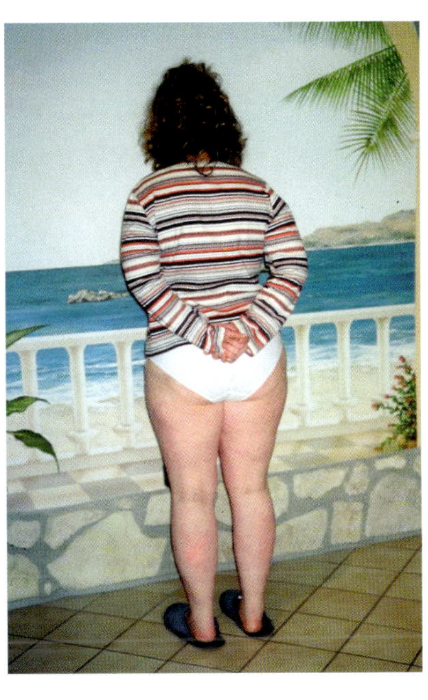

- Die Polyneuropathie (Krankheit vieler Nerven bzw. Nervenenden)
- Vitamin-B12- und Folsäuremangel
- Venenleiden (Krampfadern)
- Akathisie
- Radikulopathie
- Nächtliche Wadenkrämpfe durch Magnesiummangel. Ist der Kalziumspiegel zu niedrig, ist auch oft der Magnesiumspiegel zu niedrig.
- Arterielle Verschlusskrankheit. Schmerzen in den Beinen nach längeren Geheinheiten (Schaufensterkrankheit)
- Lipödeme an Armen und Beinen. Schmerzen besonders bei Wärme (hormonell bedingte Fettverteilungsstörung)
- Einschlafstörungen
- Hyperaktivität (ADHS-Syndrom): angeborene Schilddrüsenüberfunktion bei normalen Werten und gleichzeitiger Nahrungsmittelsensitivität.

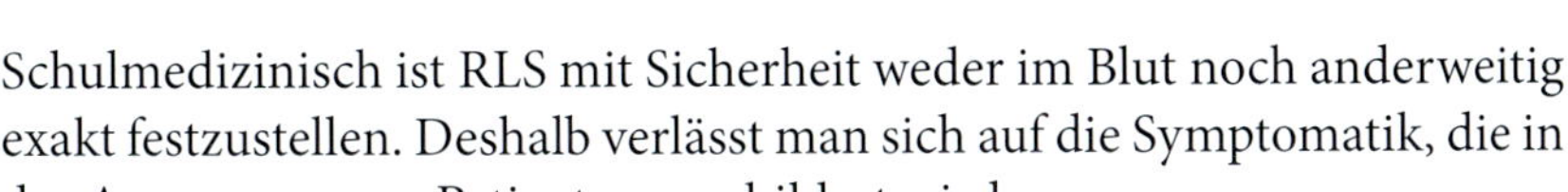

Schulmedizinisch ist RLS mit Sicherheit weder im Blut noch anderweitig exakt festzustellen. Deshalb verlässt man sich auf die Symptomatik, die in der Anamnese vom Patienten geschildert wird.
Das führt oft zu einer Fehldiagnose.
Da die Folgen einer nicht erkannten, langjährigen RLS auch zu psychischen Störungen wie Depressionen oder depressiven Phasen, aber auch dem Burn-out-Syndrom, dem inneren Ausgebranntsein, oder dem chronischen Erschöpfungssyndrom (CFS) führen können, überweisen die Fachärzte den geplagten Patienten zum Psychiater. Der verordnet manchmal Medikamente, die das unerkannte RLS verschlimmern können.

Es kann für den Patienten zum Teufelskreis werden, wie wir am vorherigen Beispiel gesehen haben.

Etwa 60-70 Prozent der RLS-Patienten sind Frauen.

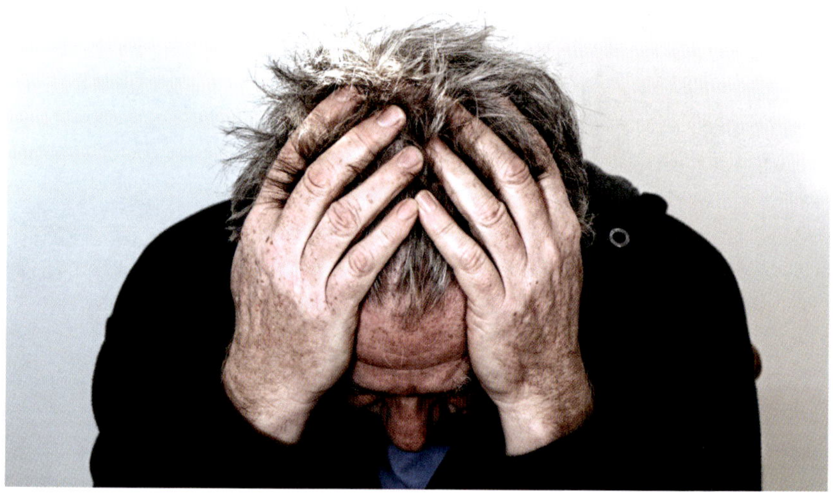

Allgemeine schulmedizinische Ansicht der RLS-Ursachen

Schulmedizinisch sind angeblich die Ursachen von RLS nicht eindeutig geklärt. Alles dreht sich in dieser medizinischen Richtung um den Neurotransmitter Dopamin. Es dreht sich nicht wie bei Morbus Parkinson um einen Mangel an Dopamin im Gehirn, sondern um die Folgen einer angeblichen Dopaminstoffwechsel- oder Dopaminverteilungsstörung.

Tatsächlich liegt bei RLS eine Störung des Dopamin- bzw. Gehirnstoffwechsels vor. Ob es die Ursache von RLS ist oder nur die Auswirkung, ist nicht geklärt.

Wenn die Symptome bei RLS auftreten, werden die roten Kerne des Thalamus aktiviert. Jedenfalls gibt es eine Gehirnveränderung, ob Ursache, Wirkung oder Auswirkung ist unbekannt.

Unter Wikipedia vom 11.10.2015 unter dem Stichwort Restless-Legs-Syndrom fand ich eine Eintragung, die der Wirklichkeit sehr nahe kommt. Ich gebe sie wörtlich wieder. Es geht um eine Studie an der finnischen Universität Tampere von der Gruppe um Dr. Aaro Salminen.

Dieser zufolge handelt es sich bei RLS nicht um eine globale Störung des dopaminergen Systems, sondern um einen muskulären Sauerstoffmangel (Hypoxie) der Muskulatur der unteren Extremität, bedingt durch verminderten Blutfluss.

In der Studie wurde bei 15 Probanden mit RLS und einer Kontrollgruppe aus 14 symptomfreien Versuchspersonen die SpO_2-Konzentration (O_2 = Sauerstoff) der unteren Extremität ohne und mit Medikation unter Beachtung der RLS-Schwere gemessen. Dabei stellte sich bei RLS-Patienten eine signifikant verminderte SpO_2-Konzentration heraus, die sich unter L-Dopa-Gabe verbesserte. Hierfür sei vermutlich der vasodilatorische Nebeneffekt von L-Dopa über das NO-System maßgeblich verantwortlich und nicht der Neurotransmittermangel an Dopamin im Gehirn, wie er bei Morbus-Parkinson-Patienten vorherrscht.

Dopamin (Vorstufe L-Dopa)

L-Dopa (Levodopa) ist eine Vorstufe von Dopamin. Im Körper wird L-Dopa zu Dopamin umgewandelt. Dopamin ist ein Neurotransmitter (Neuro = Nerv, Transmitter = hinüberschicken) und eine Vorstufe von Adrenalin und Noradrenalin. Mithilfe des Botenstoffes Dopamin werden Informationen innerhalb der Hirnstruktur übermittelt.

Das heißt:
Mittels Dopamin werden die Befehle des Nervensystems an die Muskulatur geordnet weitergegeben. Steht nicht genug Dopamin zur Verfügung, entstehen unkontrollierte Bewegungen, Muskelzuckungen, usw. Nicht alle Dopaminfunktionen sind bekannt.

Das größte Dopaminvorkommen befindet sich in einer Nervenzellenansammlung der „Schwarzen Substanz“ (Substantia nigra) im Hirnstamm. Bei Parkinson-Patienten besteht hier ein Defizit an Dopamin von bis zu 90 %.

Dopamin beeinflusst zudem die Gefühlswelt des Patienten. Es steigert das Empfinden, die Sensibilität, die Wahrnehmung bis zur Übersteigerung der Sinne, führt zu Übersensibilisierung, Psychosen (Angstzuständen) und Depressionen. Ein Mangel an Dopamin kann Zittern und verringerte Wahrnehmung verursachen. Normalerweise nimmt der Mensch nur 10 % aller Gefühle und Empfindungen auf. Bei Depressiven sind dies 25 %. In diesem Fall werden Dopaminagonisten (Agonisten haben eine ähnliche Wirkung, sind aber aus einem anderen Stoff) und Neuroleptika (Beruhigungsmittel) eingesetzt.

Zu einem weiteren Mechanismus von Dopamin gehört die Prolaktinhemmung der Hypophyse.

Beispiel:
Patientin R., 58 Jahre alt, Diagnose Brustkrebs.
Eine Mamma ist entfernt worden. Ein halbes Jahr lang bestand die Therapie der Naturheilkunde aus Mistelinjektionen und Injektionen mit Milz- und Thymuspeptiden.
Auch schulmedizinisch ließ sich der Prolaktinspiegel nicht senken.

Das Immunsystem hatte sich bei entsprechenden Blutuntersuchungen nicht verbessert. Der Prolaktinspiegel lag zu hoch.

Nach 20 Colon-Hydro-Therapien (Darm-Wasser-Therapie, kurz CHT genannt) wurden die Immunwerte wesentlich besser, der Prolaktinspiegel war aber immer noch zu hoch. Nach 60 CHT wurde eine erneute Blutuntersuchung vom Schulmediziner durchgeführt. Die Immunwerte waren optimal, der Mineralhaushalt war sehr gut, der Prolaktinspiegel lag im Mittelfeld.

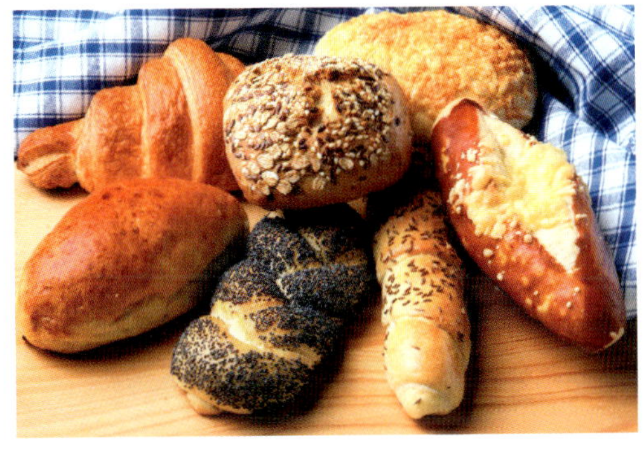

Eine weitere Dopaminfunktion ist die optimale Durchblutung der Bauchorgane, insbesondere des Darms und der Niere. Jede Verstärkung von Dopamin im Hirnstoffwechsel verursacht Glücksgefühle. Die Wirkung von Drogen jeder Art, wie Alkohol, Haschisch, Kokain, Nikotin, Kasein, Gluten vom Brot und Kuchen, wird unter anderem auch auf eine verstärkte Dopaminausschüttung zurückgeführt.

Andere Drogen hemmen die Bildung und den Einsatz von Noradrenalin, das u. a. auch schmerzhemmend wirkt. Es sind Dopaminagonisten. Auch diese bewirken eine verstärkte Dopaminwirkung.

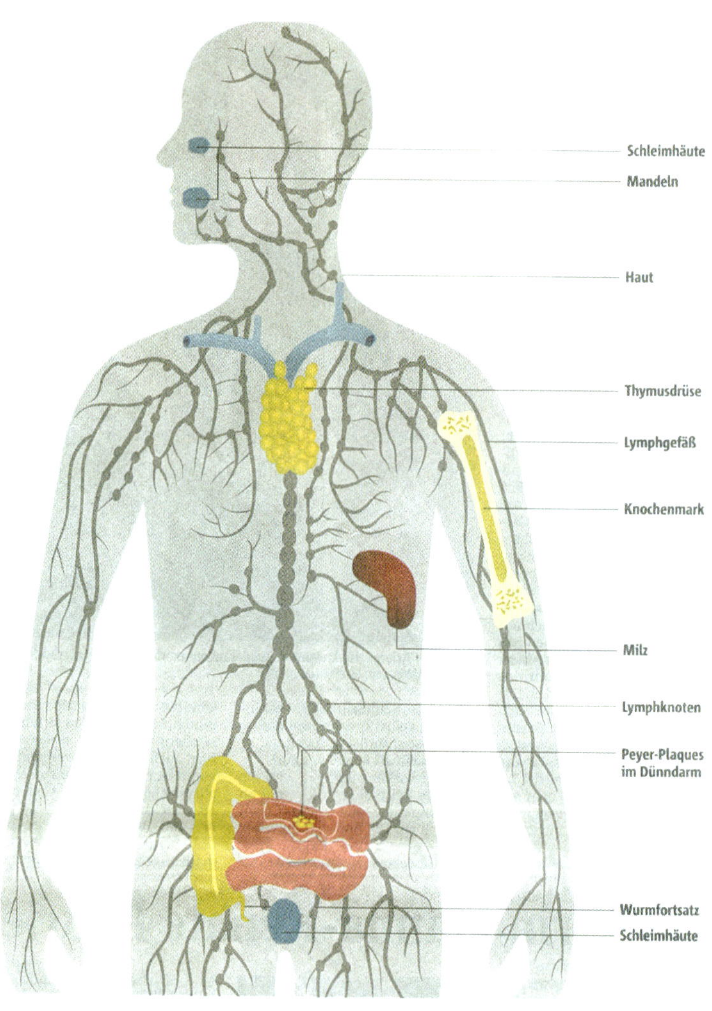

Während der Entgiftungstherapie mittels CHT entsteht nach der 10. – 12. Behandlung eine Autointoxikation (Selbstvergiftung, Akutphase). Das Lymphsystem fängt richtig an zu fließen. Dabei kommt es manchmal kurzfristig zu Depressionen und depressiven Phasen, also zu einem kurzzeitigen Abfall der Dopaminproduktion.

Man nennt dieses System auch dopaminerges Belohnungssystem. Selbst körpereigene Endomorphine wirken so.

Bei einem Langstreckenläufer werden zur Unterdrückung der Schmerzen körpereigene Endomorphine ausgeschüttet. Auch davon kann man süchtig werden, ähnlich wie bei „Workaholics“ (Arbeitssüchtigen). Man läuft und arbeitet sich in einen Rausch hinein, der Abhängigkeiten schafft. Endomorphine können richtiggehend „high“ machen.

Bei der Beschreibung der allopathischen Medikamente stand mir mein Sohn, ein Internist, hilfreich zur Seite.

L-Dopa-Medikamente

In schweren Fällen oder aus Unkenntnis der erfolgreichen naturheilkundlichen Behandlungsweisen wird, falls die Krankheit erkannt wird und die möglichen Ursachen ausgeschlossen werden, sehr schnell ein oder mehrere L-Dopa-Medikamente verordnet. Das ist heute teilweise überholt.

Der Patient sollte immer über die Langzeitwirkung und Nebenwirkungen informiert sein.

Er sollte wissen, dass nach regelmäßiger, monatelanger Einnahme die Präparate oft lebenslang eingenommen werden müssen. Setzt man die Präparate ab, tritt das RLS verstärkt wieder auf.

> Viele Medikamente können nicht heilen,
> sondern zur Zeit nur chronische Krankheiten lindern.

Man kann zwischendurch manchmal die Medikamente wechseln oder die Dosis verändern, aber nicht heilen. Der Kranke wird abhängig, ohne süchtig zu sein, und dabei nie gesund.

Wega-Test Kineosologie

In der Naturheilkunde können wir die Präparate auf Verträglichkeit, Wirksamkeit und Dosierung schnell austesten.

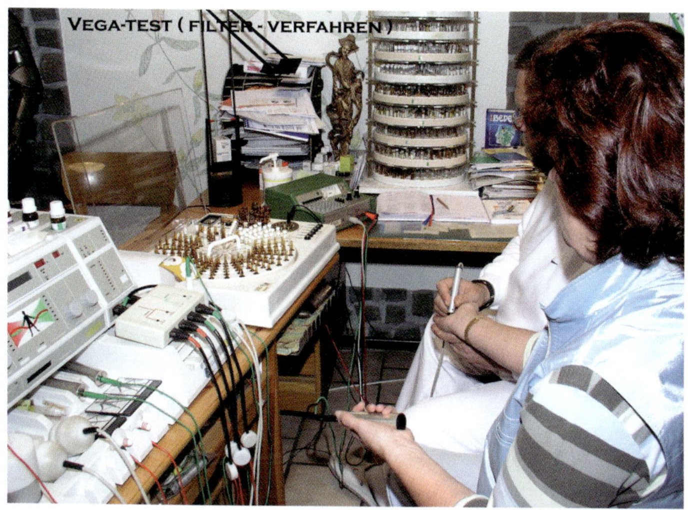

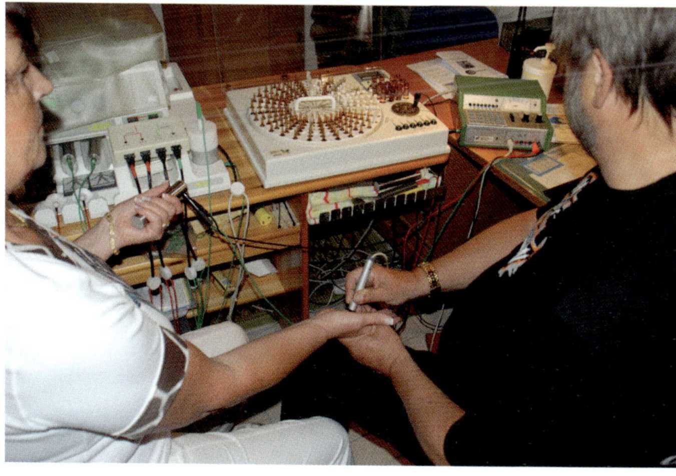

Das erreichen wir mithilfe des Wega-Test-Filter-Verfahrens, der Bioelektrischen Funktionsdiagnose (BFD-Test), der Elektroakupunktur nach Dr. Voll (EAV) und der Kineosologie (Spannungsabfall der Nerven bei

Unverträglichkeit). Hierbei wird die Nervenspannung des Patienten bei Kontakt mit dem Präparat gemessen. Bei einer Unverträglichkeit entsteht ein Spannungsabfall. Dies wird außer bei der Kineosologie in Bild und Ton dokumentiert. Das funktioniert schnell, genau und ist preiswert. Es dauert nur wenige Sekunden bis Minuten.

Schulmedizinisch wird mit der niedrigsten Dosierung getestet, ab der eine ausreichende Wirksamkeit erreicht wird. Ist die Wirksamkeit nicht ausreichend, dosiert man höher. Ist die gesamte Wirkung nicht zufriedenstellend, probiert der Arzt einen neuen Wirkstoff aus, meist Dopaminagonisten.

Seit 2015 wird L-Dopa, eine Vorstufe von Dopamin, bei leichten und seltener auftretenden Beschwerden verabreicht. Eine Zulassung für RLS haben folgende Medikamente: „Restex", das schon viele Jahre auf dem Markt vertreten ist, Madopar, Levodopa comp., Naacom, Isikom.

Man gibt häufig auch ein L-Dopa-Präparat und kombiniert es mit einem Dopaminagonisten. Damit kann die Wirkung verstärkt und/oder die Wirkzeit verlängert werden.

Funktioniert selbst eine Kombination der beiden Stoffe nicht, geht man auf Benzodiazepine oder sogar Opiate über.

Alle diese Präparate mit diesen Wirkstoffen sind verschreibungspflichtig. Ist der Dopaminstoffwechsel im Gehirn gestört, wird einfach substituiert, um mit einer Dopaminüberflutung die Störung zu beheben.

Die Wirkung von L-Dopa bei RLS ist wissenschaftlich bewiesen. Ungeklärt ist nur der Wirkmechanismus. Ungeklärt ist auch, ob eine Dopaminminderung im Gehirn nicht auch eine Folge des RLS ist. Das ist auch wesentlich wahrscheinlicher.

Man beginnt die Therapie im Allgemeinen mit einer Niedrigdosierung von unter 100 mg L-Dopa. Die Linderung tritt innerhalb von 15 Minuten ein, hält aber nur 2-4 Stunden vor. L-Dopa wird deshalb hauptsächlich bei Einschlafstörungen eingesetzt. Benötigt man aufgrund von

Durchschlafstörungen eine Langzeitwirkung, wird eine Retard-Tablette eingesetzt oder beides kombiniert.

Eine Einnahme von mehr als 400 mg pro 24 Stunden bringt keine Wirkungssteigerung.

Meistens wird L-Dopa in Niedrig-Dosis gut vertragen. Oft treten allerdings bei höherer Dosierung starke Nebenwirkungen auf, so etwa bei jedem 3. Patienten.

Nebenwirkungen können sein:

- Im Verdauungstrakt: Übelkeit, Erbrechen und Mundtrockenheit.
- Im Herz-Kreislaufsystem: Orthostatische Hypotonie (das Blut versackt teilweise in den Beinen, z. B. beim Aufstehen), Arrhythmie (Herzrhythmusstörungen), Tachykardie (Herzrasen), gefährlich bei Herzvorschädigungen.
- Inkontinenz: besonders nachts im Schlaf entsteht ein unwillkürliches Harnlassen.
- Vermehrtes Schwitzen mit Schweißausbrüchen
- Geschmacksstörungen

Späte Nebenwirkungen können sein:

- Bewegungsstörungen (Dyskinesien)
- Schlafstörungen
- Unruhe mit Bewegungsdrang
- Tonusstörung der Muskulatur
- Halluzinationen

Die Augmentation:

Das heißt, dass eine dauerhafte Gabe von L-Dopa das Krankheitsbild vieler Patienten verstärken und verändern kann. Diese Augmentation ist die häufigste und wichtigste Nebenwirkung der Medikamente.

Der Rebound-Effekt:

Dieser stellt sich bei ca. jedem 3. Patienten nach Absetzen von L-Dopa ein. Es kommt zu stärkeren Beschwerden als vor Einnahme der Medikamente. Schmerzen, die früher nur nachts auftraten, hat der Patient auch heute tagsüber. Es sollte in diesem Fall nicht die Dosis erhöht werden, sondern auf einen anderen Wirkstoff umgestellt werden.

Auch eine Fehlernährung kann diesen Effekt auslösen. Tierische Eiweiße sollten drastisch reduziert werden. Wie beim Parkinson-Patienten sollte das Verhältnis jeglicher Nahrung immer Kohlehydrate zu Eiweißen = 7:3 sein. Meistens werden bei einem Rebound-Effekt L-Dopa-Produkte mit Dopaminagonisten kombiniert.

Dopaminagonisten (dopaminähnliche Wirkstoffe)

Inzwischen werden bei den stärkeren Formen der RLS Dopaminagonisten eher häufig eingesetzt. Sie stimulieren die Dopamin-Rezeptoren. Sie sind schulmedizinisch in der Behandlung nicht mehr wegzudenken. Es sind unterschiedliche Substanzen mit einem unterschiedlichen Wirkungsspektrum. Leider sind sie sehr nebenwirkungsreich.

Sie können aber, wenn sie vertragen werden, oft länger als ein Jahr eingenommen werden und können die Lebensqualität der Betroffenen erheblich steigern. Es sind dopaminähnliche Neurotransmitter, die den gleichen Schlüssel zum Rezeptor haben wie Dopamin.

Wie funktioniert das aber alles?
Es gilt das Schlüssel-Schloss-Prinzip. An den Synapsen zwischen den Nervenzellverbänden liegt ein Rezeptor (ein Schloss). Nur ganz bestimmte Neurotransmitter können hier andocken. Sie passen ins Schloss, andere passen nicht, ähnlich wie beim Puzzle-Spiel.

Je nachdem, wo die Nerven mit einem Rezeptor verbunden werden, funktioniert das wie ein Schlüssel. Bestimmte Nerven, die entsprechend Kontakt bekommen, können dann die entsprechenden Muskeln innovieren. Allgemein besitzen die Agonisten mehr Nebenwirkungen, aber man kann sie, da es viele Wirkstoffe gibt, untereinander austauschen, bis für den Patienten die ausreichende Wirkung mit wenigen Nebenwirkungen erzielt wird. Die Agonisten eignen sich besser für eine Dauertherapie. Aber die Wirkung setzt immer erst nach ca. 2 Stunden ein. Deshalb sollten diese Medikamente entsprechend vor dem voraussichtlichen Beschwerdebeginn eingesetzt werden.

Eine Dauerlösung ist das aber auch nicht.
Bei einer älteren Patientin traten die Beschwerden immer abends, Punkt 22 Uhr ein. Man konnte die Uhr danach stellen.
Ansonsten sollte man die Agonisten immer während der Mahlzeiten einnehmen, wenn das möglich ist.

Vorteile der Dopaminagonisten gegenüber L-Dopa

- Bei mehreren Formen wirken Agonisten besser und länger. Deshalb nimmt man häufig Kombinationen. Sofortwirkung von L-Dopa und Langzeitwirkung des Agonisten.
- Beim Rebound-Effekt sollte man auf einen Agonisten oder die Kombination zurückgreifen.
- Agonisten können, da es sich um dopaminähnliche Stoffe handelt, auch anders im Gehirn und Körper wirken.

Mögliche Nebenwirkungen von Agonisten:
Kurzzeitiger Blutdruckabfall nach Einnahme, ständig zu niedriger Blutdruck.

Die deutschen Krankenkassen bezahlen die wirkungsvollsten, aber kostenintensiveren Therapien mit den besten Medikamenten wie Lisurid und Bromocriptin usw. nicht mehr.

Neuerdings werden auch Hautpflaster z. B. mit Lisurid und Rotigotin eingesetzt. Diese transdermale Anwendungsform hat sich schulmedizinisch bewährt (durch die Haut eindringend).

> Vorsicht ist geboten bei gleichzeitiger Einnahme von Medikamenten gegen hohen Blutdruck, Niereninsuffizienz, Leberinsuffizienz und Herzrhythmusstörungen.

Folgende Dopaminagonisten werden verordnet:

Medikamentenname:	Wirkstoff:
Madopar	L-Dopa/Benserrazid
Nacom	L-Dopa/Garbidopa
Lisurid	Dopergin
Adartrel	Rapinirol

Medikamentenname:	Wirkstoff:
Reguip	Rapinirol
Sifrol	Pramipexal
Miropexin	Pramipexal
Kirim	Bromocriptin
Pravidel	Bromocriptin
Parkinson	Budipin
Comess	COHT-Hemmer Entacapon
Parkotil	Pergolia
Almirid	Alpha-Ergotcypin
Cripar	Alpha-Ergotcypin
Cobergolin	Rivotil
Reboxetin	Cobaseril

Die Medikamentenforschung und die Chemie schlafen nicht, wenn sie einen Markt entdeckt haben.

Antikonvulsiva

Antikonvulsiva haben eine neue Aufmerksamkeit bei RLS gefunden. Sie sind wieder in den Fokus der Forschung gerückt.

Es sind Medikamente, die eigentlich zur Behandlung von epileptischen Anfällen oder einschießenden Schmerzattacken zum Beispiel bei Trigeminus-Neuralgie Verwendung finden.

Gabapentin

Verwendung bei RLS und Trigeminus-Neuralgie, enthalten in Gabax und Neurontin

Gabamazepin

Verwendung bei RLS und Grandmal, enthalten in Tegretal und Timeonil

Pregabalin

Enthalten in Lyrica

Valproinsäure

Verwendung bei RLS und Grandmal bei Kindern, enthalten in Orfiril und Ergenyl

Chlonozepam

Clondidin

Nebenwirkungen dieser Medikamente können sein:
Schwindel, Benommenheit, Übelkeit, Abnahme der weißen Blutkörperchen, Gangunsicherheit, Doppelbilder sehen, Gewichtsveränderungen, Haarausfall, Gleichgewichtsstörungen, Kopfschmerzen, Leberschäden, embryonale Missbildungen, Müdigkeit, Zittern, Zahnfleischwucherungen, Vergröberung der Gesichtszüge, usw.

Opioide (Opiumabkömmlinge)

Die Suchtgefahr von Opiaten ist nicht ganz überprüft.
Opiode werden auch häufig zur Langzeittherapie mit L-Dopa und Dopaminagonisten verordnet. Als stärkstes Mittel wird es nur dann angewandt, wenn kein anderes Medikament mehr hilft. Zur kurzfristigen Verordnung bei Bettruhe oder vor Operationen kann es auch gespritzt werden. Verwendung finden hier die Wirkstoffe Tilidin und Noloxan (in Valoron N), Oxycodon (in Targin) und Codein. Angewendet werden diese Präparate bei schwersten Schmerzen. Deshalb wird der Einsatz so lange wie möglich hinausgezögert.

Nebenwirkungen können Schwindel, Gangunsicherheit, Übelkeit und Erbrechen sein.

Weitere Medikamente sind Oxycodon mit Naloxon in Targin, Tramadol, Tramal und Tramundin. Dihydrocodein DHC (Fa. Mundipharma). Da die Wirkungsdauer nur ca. 4 Stunden beträgt, wird auch manchmal Tramundin Retard verordnet.

Selten wird bei schweren Fällen Methadon oder Apomorphin verordnet.

Und dabei könnte die naturheilkundliche Erfolgstherapie so ungefährlich, so bequem und doch so hilfreich sein.

Eisen-Infusionen

Der rote Farbstoff im Blut ist Eisen. Blut ist auch der Sauerstoffträger im Körper und versorgt alle Organe mit Sauerstoff. Es werden immer wieder Versuche mit Eisen-Infusionen unternommen. Teils erfolglos, teils erfolgreich. Wirkliche Ergebnisse gibt es noch nicht.

Benzodiazepine

Benzodiazepine werden heute manchmal noch verordnet. Sie heben die Aufwachschwelle an, so dass man zwar noch schläft, aber nur noch sehr oberflächlich. Die Missempfindungen und Schmerzen machen den Patienten nicht mehr so schnell wach. Nur, der Schlaf ist nicht mehr so erholsam, weil die Tiefschlafphasen entfallen. Deshalb wachen nach Einnahme von Hypnotika die Betroffenen wie „gerädert" auf. Die tägliche Verarbeitung des Erlebten durch nächtliche Träume fehlt. Gängige Hypnotika wie Zolpidem, Zopiclon gehören nicht zur Familie der Benzodiazepine.

Zu oft und zu schnell werden Benzodiazepine eingesetzt. Sicherlich lindern sie, aber von einer Langzeittherapie wird dringend abgeraten. Patienten mit Schlafapnoe (Atmungsaussetzer) dürfen keine Benzodiazepine einnehmen, da sie die Apnoe noch verschlimmern.

Benzodiazepine gehören zu den Beruhigungsmitteln (Tranquilizern). Da sie sehr schnell und stark wirksam sind und die Wirkung vom Patienten zunächst einmal als sehr angenehm empfunden wird, gehörten die Benzodiazepine schon bald nach ihrer Entdeckung, Ende der 1950er Jahre, zu den meistverkauften Arzneimitteln der Welt.

Schnell zeigte sich, dass dieses anscheinend ideale Mittel gegen krankhafte Ängste und Schlafstörungen nicht so ungefährlich ist, wie es zunächst den Anschein hatte.

Die Wissenschaftler beobachteten schwere Entzugserscheinungen und Suchtgefahr nach einem längeren Zeitraum der Einnahme.

Benzodiazepine wirken direkt auf das ZNS (Zentrales Nervensystem). Je nach Höhe der Dosis lösen sie vorhandene Angst, entspannen, beruhigen, helfen beim Einschlafen und wirken krampflösend. Sie vermindern oder beseitigen psychovegetative Beschwerden wie Herzklopfen, Zittern oder Verkrampfungen, die seelische Ursachen haben, aber auch bei Ängsten, Unruhe, Anspannung, Schlafstörungen, Krampfanfällen, vor Narkosen usw. Es gibt zahllose Abkömmlinge der chemischen Substanz Benzodiazepam.

Handelsname	Wirkstoff	Wirktyp	Wirkdauer
Adumbran	Oxazepam	Tranquilizer	mittel
Diazepam Rathio.	Diazepam	Tranquilizer	lang 20-30h Halbwertzeit
Rohypnol	Frunitrazepam	Hypnoticum	lang 20-30h Halbwertzeit
Noctamid	Lormebzepam	Hypnoticum	mittel 8-12h Halbwertzeit
Radedorm	Nitrazepam	Hypnoticum	mittel
Tavor	Lorazepam	Tranquilizer	mittel
Masaril	Tetrazepam	Relaxans	mittel
Lendormin	Brotizolam	Hypnoticum	kurz
Oxazepam Rathio.	Orazepam	Tranquilizer	mittel
Normoc	Bromazepam	Tranquilizer	mittel
Faustan	Diazepam	Tranquilizer	lang 20-30h Halbwertzeit
Lexotonil	Bromazepam	Tranquilizer	mittel
Bromazamil	Bromazepam	Tranquilizer	mittel
Remestau	Temazepam	Hypnoticum	mittel
Malcion	Triazolam	Hypnoticum	kurz

Sinnvoll sind, wenn überhaupt, Mittel mit mittlerer Wirkungsdauer. Solche mit langer Wirkungsdauer verursachen Hang-Over-Effekte am nächsten Morgen. Man bedenke die Auswirkungen auf die Fahrtüchtigkeit.

Wann sollen Benzodiazepine nicht eingenommen werden?

- während der Schwangerschaften
- bei Muskelschwäche (Myastenia gravis)
- bei schweren Leber- und Nierenschäden
- bei Überempfindlichkeit gegen Benzodiazepine
- bei Suchtgefährdung
- Autofahrer, Maschinenarbeiter usw.

Bei höherer Dosierung können folgende Nebenwirkungen auftreten:

- Appetitzunahme
- Minderung sexuellen Interesses
- Menstruationsstörungen, Schweißausbrüche
- Schwindel
- Übelkeit
- Kopfschmerzen
- Sehen von Doppelbildern
- Sprach- und Sehstörungen
- Bewegungsstörungen, Muskelschwäche
- verlangsamte Bewegungen
- Apathie
- Schläfrigkeit
- Gedächtnislücken

Bei leichteren Dosierungen können folgende Entzugserscheinungen auftreten:

- Angst
- Unruhe
- Verstimmungen
- Schlaflosigkeit
- Kopfschmerzen
- Muskelverspannungen
- Übelkeit mit Erbrechen
- Zittern

- Herzrasen
- Schweißausbrüche

Bei etwa 20% der Patienten, die unter Entzugserscheinungen leiden, kommt es zu

- Krampfanfällen
- Verwirrtheitszuständen
- verzerrter Wahrnehmung
- gesteigerter Empfindlichkeit auf Licht, Geräusche, Gerüche, Berührungen
- Gefühlen der Unwirklichkeit und Selbstentfremdung
- Psychoseartigen Zuständen mit Depressionen
- ängstlichen Gefühlen
- Halluzinationen

Solche Entzugserscheinungen können Tage bis Wochen andauern. Typisch für die Benzodiazepine ist, dass die Beschwerden, wegen denen man sie zuerst eingenommen hat, beim plötzlichen Absetzen verstärkt wieder einsetzen. Das Risiko, dass es zu Entzugserscheinungen kommt, steigt, wenn Benzodiazepine schon länger als 2 Wochen eingenommen werden, auch in niedrigen Dosen.

Die Medikamentenabhängigkeit

Die Sucht nach hohen Dosen zeigt sich deutlich an mehreren Verhaltensweisen. Die Betroffenen leiden unter den Symptomen einer Überdosierung oder Unterdosierung. Sie versuchen um jeden Preis das Medikament zu beschaffen, oft bei mehreren Medizinern. Sie schaffen es nicht mehr, ohne das Medikament auszukommen, verwahrlosen, nehmen ab und sind generell seelisch und körperlich apathisch. Meist müssen sie die Erhaltungsdosis immer steigern. Solche Sucht ist oft mit anderen Süchten, z. B. Alkohol, gepaart.

Der Patient sollte sich folgende Fragen stellen:

- Kann ich ohne Tabletten leben und schlafen?
- Achte ich immer darauf, dass ich mit genügend Tabletten versorgt bin?
- Wie fühle ich mich bei dem Gedanken ohne Tabletten auskommen zu müssen?
- Habe ich schon einmal versucht ohne Tabletten auszukommen?
- Treten vermehrt Angst oder andere Entzugserscheinungen auf, wenn versucht wurde, ohne Tabletten auszukommen?

Kontrollindikationen

Durch falsche Medikamente und sportliche Tätigkeiten kann die RLS verschlimmert oder sogar ausgelöst werden. Des Weiteren kann erschwerend ein falscher Lebensstil dazukommen. Für den RLS-Kranken ist dieser Abschnitt besonders wichtig.

- Neuroleptika betrifft es am häufigsten. Es handelt sich hier um Medikamente, mit denen psychische Erkrankungen wie Depressionen, Angst und Unruhezustände behandelt werden (z.B. Mionserin).
- Beta-Blocker und Alpha-Blocker, das sind herzstabilisierende Präparate
- Dopamin-D2-Rezeptor-Blocker
- Alkohol in Maßen kann die RLS lindern.
- Lithium, Östrogene
- Metoclopramid
- Übergewicht kann Auslöser der RLS sein und die Symptome verschlimmern.
- Nikotin hat eine gefäßverengende Wirkung. Das Rauchen sollte unterbleiben.
- Stark eiweißhaltiges Abendessen verschlimmert oft die Symptome.
- Viele Gymnastikmethoden sind absolut kontraproduktiv. Dazu gehören Autogenes Training, Meditation, progressive Muskelentspannung und andere.

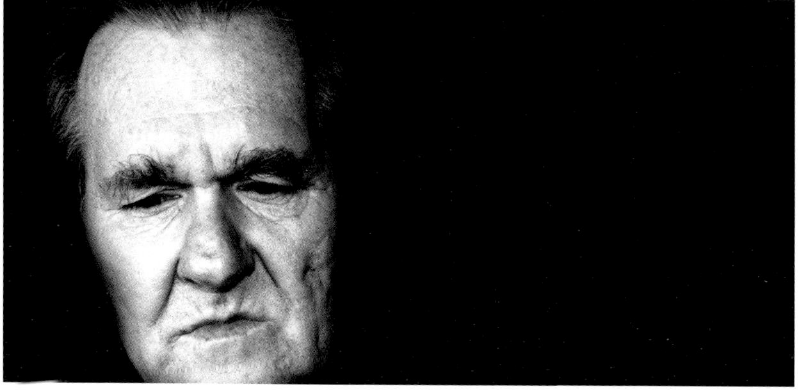

Vor- und Nachteile der schulmedizinischen Medikamententherapien

- Schnelle Erleichterung durch Medikamente. Teilweise Beseitigung durch ständige Medikamenteneinnahme.
- Sehr häufig Dosissteigerung oder Umstellung auf stärkere Medikamente, da die RLS meist fortschreitend ist.
- Inkaufnahme der Nebenwirkungen von Medikamenten. Keine Wirkung ohne Nebenwirkung. Häufig Fahrverbot!
- Zweifelhafte Langzeitwirkung und Nebenwirkung bei lebenslanger Einnahme.
- Bei Opiaten und Wirkstoffsubstition, z. B. L-Dopa ist eine langfristige Symptomenarmut oder Symptomenfreiheit zu erhalten.
- Entstehung neuer Krankheiten (z.B. Magengeschwür) durch Medikamente.
- Suchtgefahr durch diverse allopathische Präparate, z.B. bei Schmerz- und Beruhigungsmitteln.
- Manche Medikamente sind an Menschen wissenschaftlich unzureichend oder gar nicht erprobt. Besonders bei dem Einsatz gegen RLS.

Vor- und Nachteile der naturheilkundlichen Erfolgstherapie

- Starke Linderung des RLS in allen Fällen. Bei der idiopathischen und der symptomatischen Form, auch den stärksten und ausgeprägtesten Arten. Ohne Medikamente, ohne Nebenwirkungen.
- Vollständige Symptombeseitigung in 98% der Fälle seit 2003 in unserer Praxis
- Die Symptomfreiheit ist fast immer dauerhaft. Erfolgreich seit dem Jahre 2003.
- Kostenintensive Therapie, je nach Schweregrad der RLS. Die Kosten der naturheilkundlichen Erfolgstherapien werden von den gesetzlichen Krankenkassen nicht getragen. Dem Patienten geht es im Wesentlichen aber nicht um die Therapie, sie ist unwissenschaftlich, weil der wissenschaftliche Nachweis fehlt, also wird die Heilung nicht bezahlt, selbst wenn die Gesundung klinisch bewiesen ist.
- Inkaufnahme von kurzzeitigen (1-3 Tage) Symptomverschlimmerungen durch die Akutphase. Danach beginnt erst die Heilphase.

Resümee

Verehrte Leserinnen und Leser, Sie sehen, wie vielschichtig dieses Problem ist.

Viele Schulmediziner wischen mit einer gewissen Ignoranz und Borniertheit die Naturheilkunde weg, ohne zu begreifen, dass die Entwicklung und das Patientenverhalten an ihnen vorbeigezogen sind. Als „Halbgott in Weiß“ werden nur noch wenige Titelträger von Patienten gesehen. Viele befassen sich noch nicht einmal richtig mit dem Problem RLS. Die Chemie stellt ja genügend Medikamente zur Verfügung. Man braucht ja nur noch in der „Roten Liste“ zu blättern und schon findet man Dutzende Medikamente gegen RLS. Wo bleibt die „Heilkunst“?

Eugen Roth sagt 1937 ironisch:

Wer bringt den Arzt
um sein täglich Brot,
a. die Gesundheit
b. der Tod.
Drum lässt er uns
damit er lange lebe,
ständig etwas in der Schwebe.

Nochmals: Wir brauchen beides, die Naturwissenschaft und die Naturheilkunde.

Wir, die Naturheiltherapeuten, sind weniger die Medikamentenverordner, sondern wir suchen immer neue Wege mit dem Ziel der Gesundung durch neue Therapien.

Bei chronisch Kranken lindern oft die Medikamente, symptomfrei wird man meist durch Therapien.

Wir regen den Körper so an, dass er sich selbst heilen kann und substituieren möglichst nicht.

40.000.000 Bundesbürger sollen angeblich chronisch krank sein. Sie erwarten therapeutische Hilfe.

Weil ich nicht mehr bei Veranstaltungen reiner Medikamentenverordner Vorträge halten wollte, wurde ich von einigen Herren der Naturheilmittel-Firmen beschimpft als Revoluzzer und in Misskredit gebracht. (Herr Ullrich kann keine Vorträge mehr halten, er ist sehr herzkrank, das war 2006.)

Wer das Geld hat, hat die Macht. Forschungsaufträge werden hauptsächlich für die Medikamentenforschung vergeben, weniger für die Therapieforschung. An der Medikamentenforschung verdient letztlich die Chemie und der Arzneimittelhersteller.

Die Macht geht langsam an die vielen, aufgeklärten Patienten über. Im Zeitalter des Internets ist die Aufklärung Volksgut geworden. Das merken auch die Therapeuten an den vermehrten, kritischen Patientenanfragen sowie die Naturheilmittelindustrie und Chemie am Umsatz.

Eine Zusammenarbeit für die Gesundheit des Patienten wäre für alle Beteiligten sicherlich von Vorteil.

Warum darf der Arzt nicht mit einem Heilpraktiker zusammenarbeiten? Obwohl der Heilpraktiker einen Arzt als Angestellten führen darf?

Dass Chemie und Naturheilmittelfirmen nur gute Verordner hofieren, das ist normal. Sie wollen ja verkaufen.

Nun kommt die naturheilkundliche und erfolgreiche Therapie, die für den RLS-Patienten sicherlich interessanter ist als die Medikamenten-Therapie. Es ist keine wissenschaftlich bewiesene Therapie, aber sie hilft wirklich, denn:

Wer heilt, hat recht, oder?

Die naturheilkundliche RLS-Therapie

Im Jahr 2007 wurde das erste Taschenbuch veröffentlicht. Es hieß:
„Hilfe beim Restless-Legs-Syndrom (RLS)“

Jetzt, im Jahr 2016, schreibe ich, nachdem das erste Buch seit einigen Jahren vergriffen ist, ein neues, völlig überarbeitetes Buch mit Hardcover und Farbfotografien. Allerdings hat sich der naturheilkundliche Teil wesentlich erweitert. Die Therapie bleibt erfolgreich. Es ist hoffentlich etwas geordneter, verständlicher und durch Farbfotos ansehnlicher geworden.

Die wahrscheinliche Ursache des RLS

Durch Therapieerfolge vermute ich: Die Ursache des RLS liegt im Bereich der Adduktoren, das sind die Bänder zwischen den Oberschenkeln und dem Rücken in der Leiste. Die Gehirnsymptome, die mit L-Dopa und Dopaminagonisten behandelt werden, sind wahrscheinlich nur eine Folge der Adduktoren- und Wirbelsäulenerkrankung oder Dopamin lockert die Muskulatur. Die Behandlung der Adduktoren gibt uns einfach recht. Die Allopathen befinden sich leider auf dem Holzweg. Wir hatten, seit wir uns mit RLS beschäftigen, noch keinen therapieresistenten Ausreißer, ob es sich um einen Eisenmangel oder eine Dopaminstoffwechselstörung im Gehirn handelt, ist uns völlig gleichgültig.

Unsere Erfolgstherapie, seit vielen Jahren bewährt, hilft immer. Da wir keine Wissenschaftler sind, werden auch wir uns noch etwas gedulden müssen. Wir nehmen an, dass es sich um die Adduktoren und Wirbelsäule selbst oder um die nervale Innovation dieser Sehnen, Bänder und Muskeln handelt. Wir brauchen keine Medikamente, um die Patienten symptomfrei zu bekommen, selbst die schwersten Fälle. Es ist auch schön, mitzuerleben, wie schnell das bei manchen Kranken geht. Erfolg gibt uns Therapeuten recht, macht uns glücklich und zufrieden.
Wahrscheinlich ist eine Verhärtung der Adduktoren durch Sauerstoffmangel, Ablagerungen oder Nervenstörung die tatsächliche Ursache.

Erfolgstherapien mit der Neuen Schmerztherapie nach Ullrich (NSTU) und der Nichtinvasiven Induktionstherapie (NIIT)

Interessant und zum Thema passend stand in der Zeitschrift „Deutsches Ärzteblatt 2006 51/52“ folgendes:

„Chronischer Rückenschmerz begünstigt die cerebrale Atrophie (Verkümmerung des Gehirns). Bei chronischem Rückenschmerz kann laut einer Arbeitsgruppe der Universität Chicago das Gehirn um 10-20 Jahre schneller altern. Es gibt Hinweise auf strukturelle Veränderungen im Gehirn chronischer Schmerzpatienten.“

Die Injektionsbehandlung als Teil der „Neuen Schmerztherapie nach Ullrich“ zeigt in die gleiche Richtung.

Über Füße und Hände (bzw. Beine und Arme) werden mit der NIIT (Nichtinvasive Induktionstherapie) u. a. viele Kopfprobleme wie Trigeminus-Neuralgie, Grüner Star, Makuladegeneration, trocken und feucht, cerebrale Durchblutungsstörungen, Tinnitus, Kurzsichtigkeit, Auswirkungen eines Hirnschlags u.v.m. meist erfolgreich therapiert.

Protrusionen und Bandscheibenvorfall

Zu den Bandscheibenschäden der Wirbelsäule gehören die Protrusionen (Vorwölbung der Bandscheibe) und der echte Bandscheibenvorfall (Prolaps). Mit den Jahren wird die Bandscheibe, die relativ weich und gallertartig ist und zwischen den Wirbelkörpern der Wirbelsäule liegt, immer dünner. Der Mensch wird „kleiner". Durch Muskelverhärtungen kommt es zu einem Faserriss der Bandscheibenhülle. Jetzt tritt der weiße gallertartige Kern einseitig heraus und drückt auf die Nerven. Wird die Bandscheibe weiter herausgedrückt, können die Wirbelkörper das herausgequetschte Teil abkneifen. Man spricht nun von einem Bandscheibenvorfall (Prolaps). Es entsteht ein Wurzelreiz-Syndrom eines Rückennervs mit starken Schmerzen.

Der Schmerz beginnt im Lendenwirbelbereich oder anderen WS-Bereichen und zieht sich je nach Druck und Reizung über das Gesäß ins Bein herunter bis in die Ferse. Fast immer ist nur ein Bein betroffen.

Eine Protrusion oder ein Prolaps kann zu stärksten Bewegungseinschränkungen und Schmerzen, gepaart mit Ziehen, Kribbeln, Gefühlslosigkeit im Bein und Lähmung des Beines führen. Sofortige Hilfe ist notwendig.

Weitere Nervenstörungen an der Wirbelsäule

Ein weiteres Wirbelsäulenproblem kann das Engpasssyndrom von peripheren Nerven sein. Wenn ein großer Nerv gespannt, verletzt, gequetscht, gereizt, entzündet oder sonst wie beschädigt wird, zieht er sich zusammen und kann entlang der Nervenbahnen in Muskeln, Bändern usw. Schmerzen verursachen. Die Nervenschmerzen können reißend, brennend und stechend sein.

Wenn ein Wirbelkanal verengt (stenosiert) ist, wird der Nerv gequetscht. Wirbelkanalveränderungen können sogar angeboren sein.

Verkalkungen, Arthrosen (Verschleiß), Verletzungen, Morbus Bechterev, Entzündungen, Narbengewebe, Muskelverhärtungen können ebenfalls die Ursache sein. Wahrscheinlich verursachen Nervenstörungen der Lendenwirbelsäule und der Adduktoren die RLS-Symptome am Patienten.

Möglicherweise liegt bei der RLS eine Verkettung von Nervenstörungen vor. Diese Nervenstörungen führen letztlich zum Gehirn und führen dort zu Veränderungen. Wir, in unserer Praxis, gehen von einer Beteiligung der WS und Adduktoren sowie von Schulter und Halswirbelsäule als Ursache aus.
Und der Erfolg gibt uns recht.

Schwangerschaft und RLS

Schwangere bekommen besonders in den letzten Schwangerschaftsmonaten hin und wieder RLS und zwar dreieinhalb Mal so häufig wie nicht schwangere Frauen. Oft bildet sich aber das RLS nach der Schwangerschaft zurück. Auch Mehrfachschwangerschaften können eine Ursache des RLS sein, sagt die Statistik. Wir glauben nicht an eine Dopaminstoffwechselstörung im Gehirn. Wir denken logisch.

Bei Schwangeren sind alle Bänder durch den dicken Schwangerschaftsbauch gespannt und zwar an der unteren Wirbelsäule, als auch an den Adduktoren bzw. Leiste. Nach der Schwangerschaft ist der Zug auf die Nerven, Bänder usw. weg, die Bänder erschlaffen und alles normalisiert sich. Die Spannung verschwindet und eine Entlastung tritt ein, manchmal bleibt allerdings auch eine Muskelverhärtung bestehen.

Wir empfehlen, da weder Spritzen noch die „Nichtinvasive Induktionstherapie" eingesetzt werden dürfen, die Daumen- und Fingermassage als Selbsthilfe einzusetzen (NSTU). Die zu massierenden Punkte werden im Folgendem noch gezeigt. Damit lässt sich schon eine starke Linderung erreichen. Sollte man trotzdem wegen der Schmerzen wach werden, kurz massieren und weiterschlafen.

Polyneuropathien und RLS

Polyneuropathien sind Erkrankungen vieler Nerven. Es ist ein langsamer, degenerativer Abbau der Nervenenden an den Extremitäten (Füße und/ oder Hände).

Besonders unter Diabetikern und Alkoholikern kommt diese Erkrankung häufig vor.

Eine große Rolle spielen autotoxische (Selbstvergiftung) oder toxische Stoffe: Bei Alkoholikern der Alkohol und bei Diabetikern der Zucker bzw. die zu große Menge an Kohlehydraten, die konsumiert wird. Zu wenig Bewegung, zu wenig Sport, kann das Problem verschlimmern.

Die Nervenenden bekommen zu wenig Energie und verkümmern. Die Funktion lässt nach und die Nerven werden irreparabel geschädigt. Diese Krankheit lässt sich sehr gut mit der „Nichtinvasiven Induktionstherapie" behandeln.

Übermäßiger Alkohol verschlimmert das RLS, aber etwas Alkohol kann auch lindern. Das RLS endet häufig in Polyneuropathien. Beides wird oft verwechselt, ist aber nur im Endstadium unheilbar. Dann werden die Zehen letztendlich amputiert.

Die natürliche Erfolgstherapie bei RLS ohne Medikamente und deren Nebenwirkungen

Eine Heilung des RLS ist schulmedizinisch nur selten möglich. Das wissen wir jetzt. Anders ist es bei den richtig angewendeten Naturheiltherapien. Wir Heilpraktiker haben uns auf chronische Krankheiten spezialisiert.

> Chronische Krankheiten sind ohne Operation meistens unheilbare Krankheiten. Nur akute Krankheiten sind heilbar.
> Der Umkehrschluss:
> Es muss eine chronische Krankheit mit der richtigen Therapie in den Akutzustand gebracht werden und mit der gleichen weiterführenden Therapie können viele chronische Krankheiten über den Akutzustand beseitigt werden.

So arbeiten wir seit 1990 erfolgreich.
25 Jahre Erfahrung (bis 2015) zeigen die Richtigkeit dieses oben genannten Leitsatzes.

> Ohne Akutphase (Verschlimmerungsphase) keine Beseitigung einer chronischen Krankheit!

Die hilfreichen Erfolgstherapien bei der Behandlung des RLS (Übersicht)

1.
Die Neue Schmerztherapie nach Ullrich (NSTU) in verschiedenen Variationen. Eine grobe Übersicht:

- Mit Procain oder Lidocaininjektionen

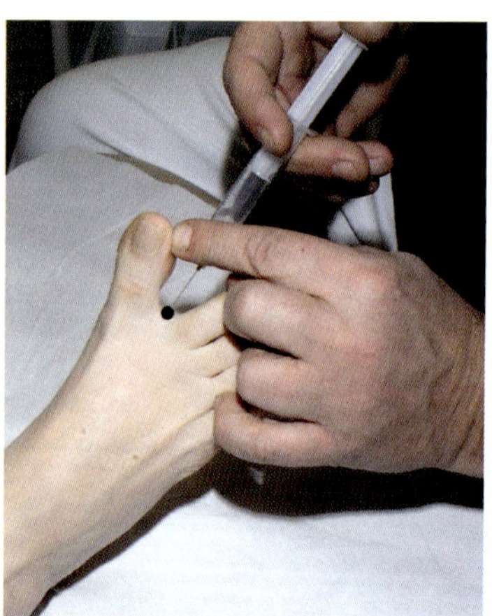

Procain und Lidocain sind lokal wirkende Schmerzmittel. Sie haben eine Wirkzeit von 30 Min. bzw. 60 Min. Sie sind Neurotherapeutika.

- Mit dem Akupunktur-Such- und Therapiestift

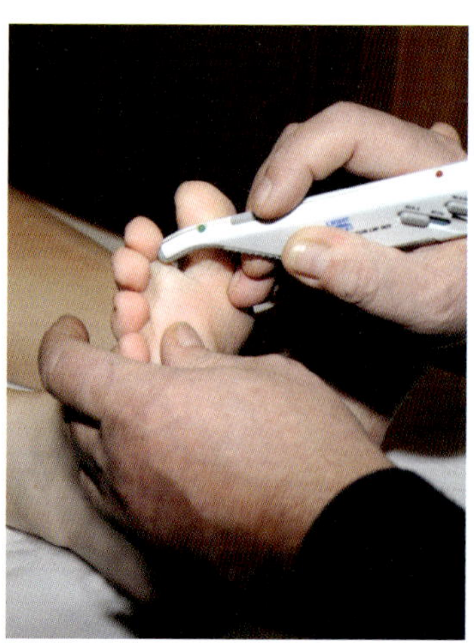

Damit werden therapeutische Punkte millimetergenau gefunden. Mit diesem Gerät lässt sich auch gleich der Schmerzpunkt behandeln. Das ist leider etwas schmerzhaft.

- Mit dem Laser, mind. 30 mW

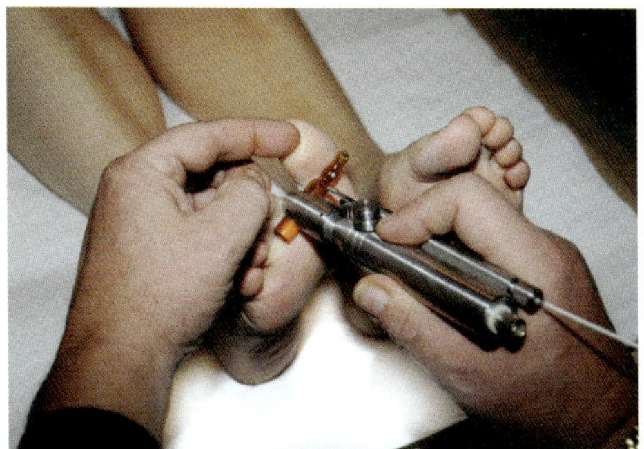

Die Anschaffungskosten liegen im unteren bis mittleren Bereich. Alle Personen brauchen eine Laserschutzbrille.

- Mit gebündeltem, monochromatischem Licht

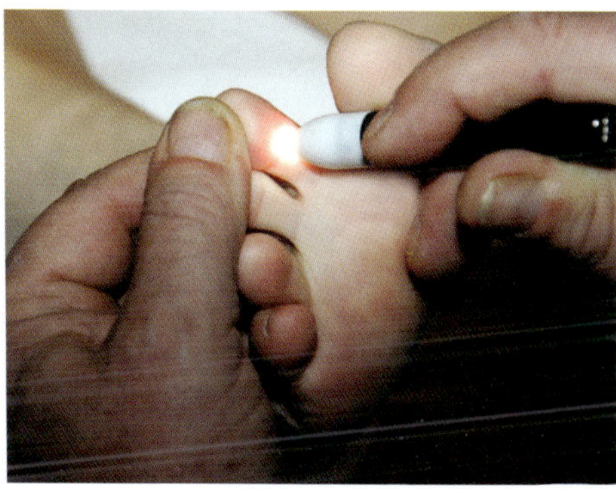

Kosten ca. 200 €. Absolut ungefährlich zu beziehen über die Siener-Stiftung.

- Mit Akupressur-Stift als Selbsthilfe

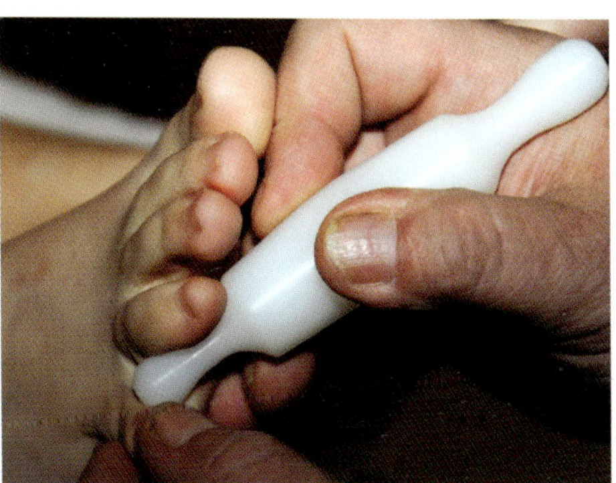

Nicht zu feste drücken. Den „Knochen“ habe ich anfertigen lassen und er besteht aus Holz oder Nylon.

- Mit Daumen- bzw. Fingermassage

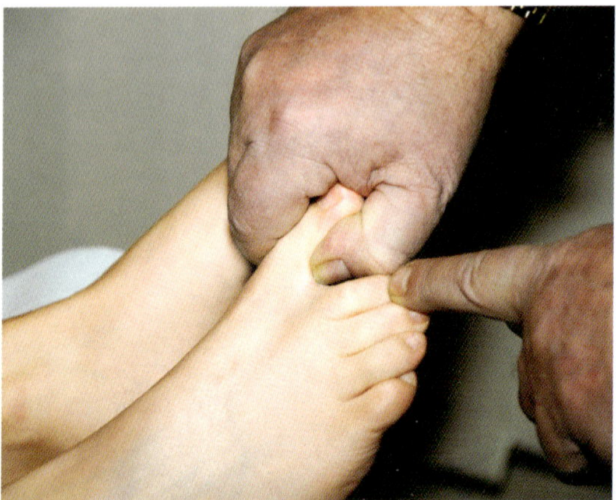

Auch hier gilt: Nicht zu feste drücken. Maximal bis an die Schmerzgrenze.

- Mit der Nichtinvasiven Induktionstherapie (NIIT)

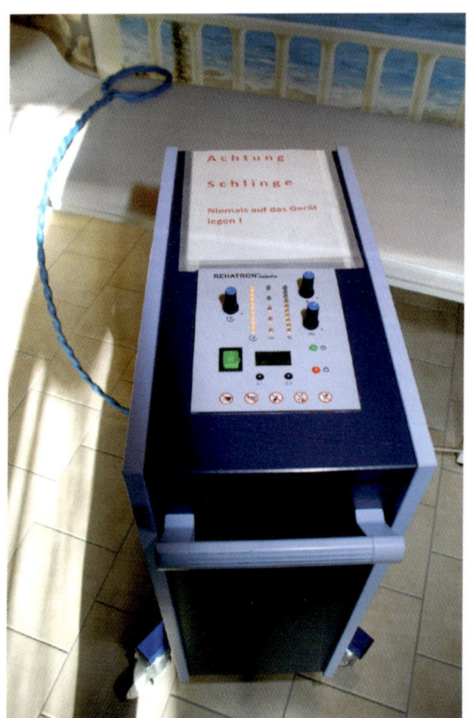

Der Königsweg bei der RLS-Behandlung. Die Behandlung der Füße ist schmerzfrei. Die Behandlung der Leiste sollte im Liegen durchgeführt werden und ist schmerzhaft.

2.
Die Chiro-Therapie

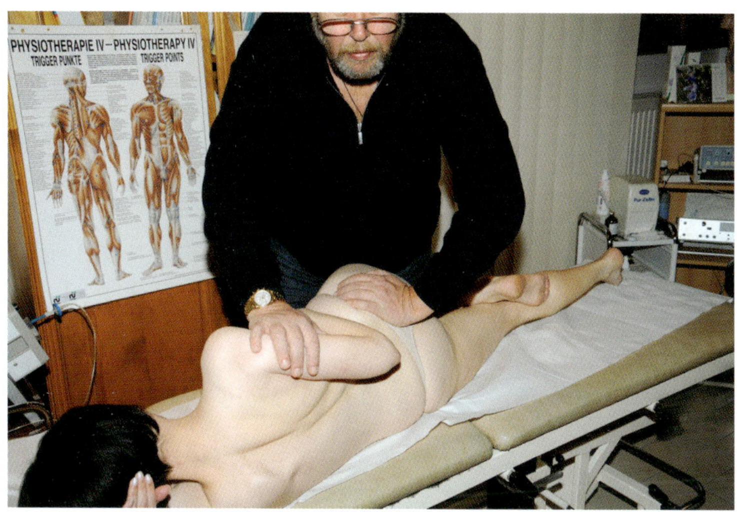

Die Chiro-Therapie ist schmerzlos und sollte bis zu 3x durchgeführt werden.

3.
Die Colon-Hydro-Therapie (CHT)

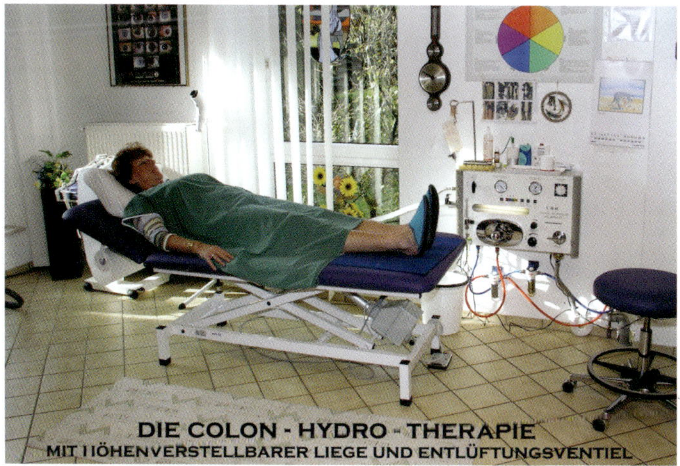

Die CHT ist manchmal unangenehm, aber nicht schmerzhaft.
Anwendung nur in ganz schweren Fällen.

Mein Weg zur „Neuen Schmerztherapie nach Ullrich"

Ich bin kein Nachahmer. Denn oft sind wissenschaftliche Bücher Bücher, die von anderen Büchern abgeschrieben worden sind.

Den schulmedizinischen Teil brauche ich nicht. Diese Medikamente darf ich nicht verordnen und der wissenschaftliche Hintergrund interessiert mich beim RLS nur am Rande, da ich ihn für nicht kausal halte.

Diese naturheilkundliche „Neue Schmerztherapie nach Ullrich" ist alleine von mir um 1992 gefunden und ausgearbeitet worden. Viele Jahre waren dazu notwendig.

Ein großer Teil meiner Patienten frequentierte mich mit akuten und chronischen Schmerzen in der Praxis.

1989 arbeitete ich mit Frau Sun Fa Kim zusammen. Natürlich wendeten wir immer wieder die Akupunktur, besonders häufig die Schmerzakupunktur an. Oft traten aber die Beschwerden nach 0,5 – 1 Jahr wieder auf. Die anfängliche Begeisterung hielt sich später in engen Grenzen.

Eine große Hilfe war die Chirotherapie nach Dr. Ackermann. Das „Einrenken" führen wir heute noch durch.

Nach dem Erlernen der Neural-Therapie wurde ich in der Schmerz-Therapie schon erfolgreicher. Aber es reichte mir noch nicht.

1996 hörte ich von der Schmerz- und Organtherapie nach Siener (NPSO). Bei ihm besuchte ich mehrere Seminare.

Während ich die diversen Schmerztherapien kombiniert anwendete, fand ich ganz neue Schmerz- bzw. Therapiepunkte am menschlichen Körper mit Fernwirkungen. Daraus wurde nach mehreren Jahren ein neues Therapiesystem. Und es fiel mir wie Schuppen von den Augen. Es war wunderbar einfach, es zu verstehen. Für die Akupunktur braucht man ca. ein Jahr Lernzeit. Für die NPSO und die Neuraltherapie sollte man mehrere Wochen üben.

Bei der Neuen Schmerztherapie braucht man nur ein paar Stunden, um sie zu begreifen. Deshalb kann auch der Patient sie schnell erlernen und anwenden.

Alle Therapiepunkte liegen in den Gelenkfalten!

Innerhalb weniger Stunden hat man diese effektive, viele andere Schmerztherapien in den Schatten stellende Behandlungsmethode erlernt und kann sie anwenden. Das gilt für Patient und Therapeut gleichermaßen. Über 20 Jahre arbeite ich nun damit und ich habe noch keine effektivere Schmerztherapie gefunden.

Die NSTU setze ich heute bei angeblich unheilbar lokalen Krankheiten mit Erfolg ein.

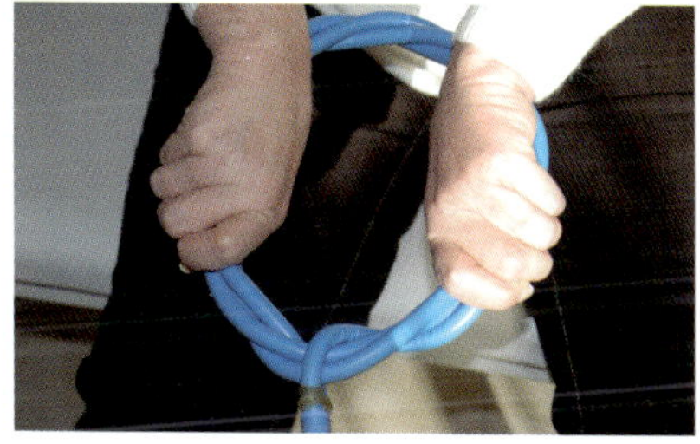

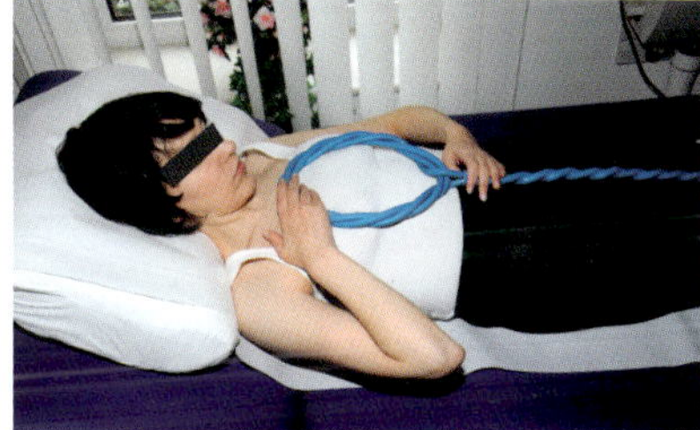

Häufiger Einsatz bei:

Lumbalgien, Gleitwirbel, Kniegelenkarthrose, Arthritis, Karpal-Tunnel-Syndrom, Tennisarm, Fibromyalgien , Trigeminus-Neuralgie, Achillessehnenentzündung, Schulter-Arm-Syndrom, Unfallschäden, Diabetischer Fuß, Prostata-Adenom, Mamma-Ca (Brustkrebs), Kurzsichtigkeit, Makula-Degeneration usw.

Früher arbeitete ich viel mit Spritzen, heute meist mit der Nichtinvasiven Induktionstherapie (NIIT). Wir konnten die Neue Schmerztherapie komplett auf das NIIT-Gerät übertragen. Das ist schmerzfrei und die Haut wird nicht verletzt. Wichtig bei Diabetikern, Blutern, Marcumar- und Xarelto-Patienten.

Wirkungsverlauf der „Neuen Schmerztherapie nach Ullrich“ bei RLS

Die 3 Bilder rechts zeigen das ganze Wirkungs- und Therapiespektrum.

Therapeutische Punkte

Sie können durch Daumen- und Fingerdruck oder mit dem Akupunktur-Such- und Therapiestift ermittelt werden. Schmerzen diese Punkte bei Daumendruck oder auf Druck des Therapiestiftes, muss der Punkt behandelt werden. (Auch der hohe Ton beim Therapiestift zeigt die Schmerzpunkte an).

Wirkungsrichtung und Zielort oder Problemzone des Patienten sieht man an der Pfeilspitze. Überall, wo diese Leitbahnen herführen, durchführen und hinführen, werden Muskel, Sehnen, Bänder und Nerven gelockert und entspannt. Das ist der Schlüssel zur Schmerzfreiheit.

An den „Punkten“ wird therapiert, also massiert, gespritzt, gelasert oder anderweitig behandelt. In Pfeilrichtung lösen sich dann alle Schmerzen auf. Am sichersten suche und finde ich die Therapiepunkte mit dem Akupunktur-Such- und Therapiestift.

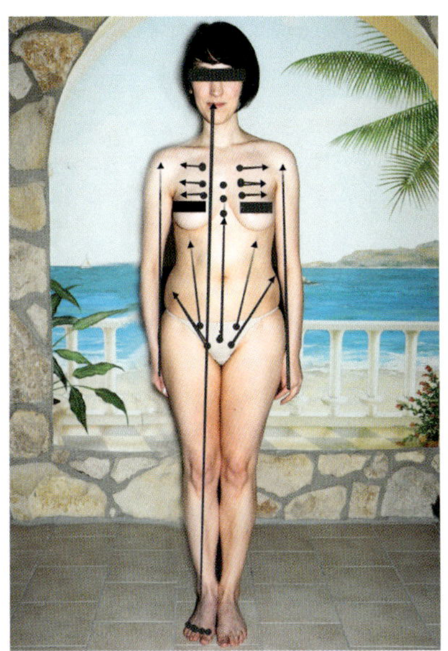

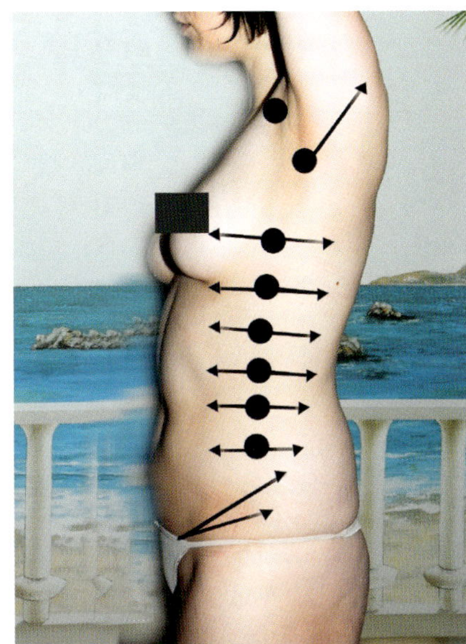

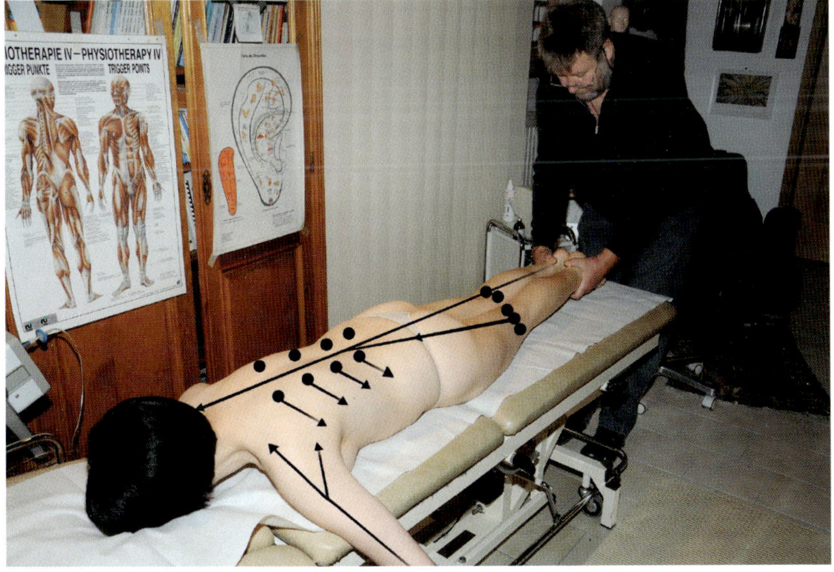
PHYSIOTHERAPY IV
TRIGGER POINTS

Therapieverlauf im Rahmen des RLS

Es ist ein physikalisches Gesetz: Wenn ein Nerv gespannt, gedrückt, verletzt wird, zieht er sich zusammen. Gebe ich ihm an seinem Endpunkt genügend Energie, entspannt er sich auf der ganzen Länge vom Fuß bis zum Kopf.

- Die Leitbahnen beginnen beim RLS an den Füßen und führen die Beine hoch, längs der Wirbelsäule bis zum Kopf.
- Die 2. Leitlinie führt von der Leiste, rechts und links neben den Adduktoren in den Bereich des Rückens und der Wirbelsäule des Oberkörpers und der Beine bis zu den Füßen.

Kennt man die Zusammenhänge der „Neuen Schmerztherapie“, weiß man nach der Anamnese schon, wo man zu suchen hat. Die Anamnese ist immer wichtig.

> Die RLS auslösenden Punkte liegen an den Fältelungen der Zehen und in der Leistenfalte rechts und links neben den Adduktoren beider Seiten.

Fußpunkte:

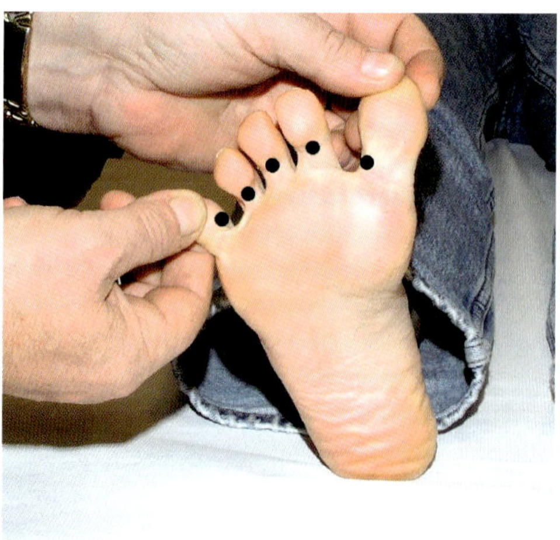

Hilfe zur Selbsthilfe

Aufsuchen/Ertasten der therapiewürdigen Punkte mittels Daumen- oder Fingerdruck.

Die beiden Bilder zeigen uns, wie wir bei RLS zu suchen haben.

Der Anfänger, Einsteiger oder der Patient selbst kann die schmerzhaften Punkte einfach durch Daumen- oder Fingerdruck ermitteln. Die Punkte sind schmerzhaft bei einer leichten Massage.

Wir fangen bei den Füßen an und massieren auf den Zehenunterseiten. Am dicken Zeh und den kleinen Zehen mehr innen am Mittelgelenk. Der Druck sollte etwa 3 kg betragen. Schmerzen die Stellen während der Massage, müssen die Punkte weiter massiert werden.

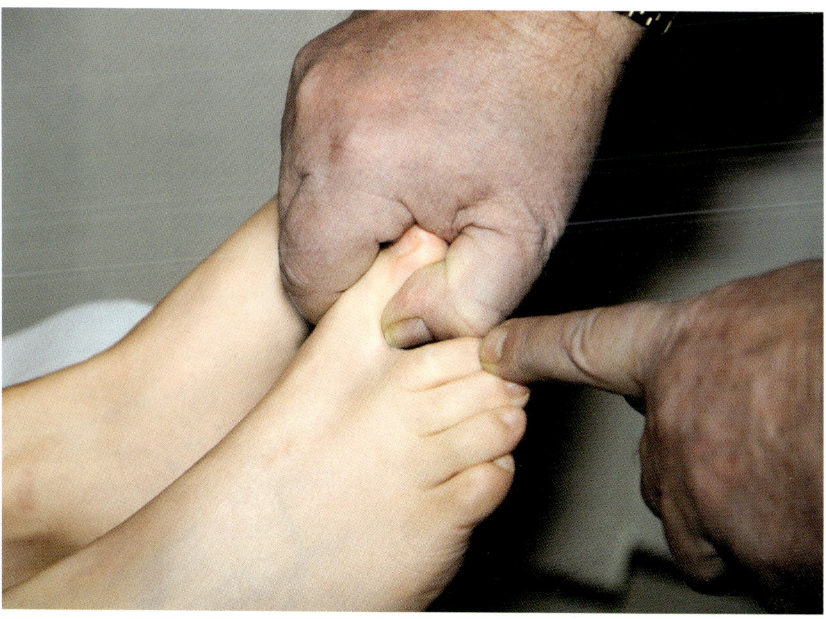

Alle 10 sec. müssen die Massagestellen gewechselt werden. Es darf nie ein „blauer Fleck" entstehen (Hämatom), sonst verschlimmert sich das RLS.

Das ist die einfachste Form der Selbsthilfe, sie lindert mehr oder weniger stark die RLS-Beschwerden und hat sich schon hunderte Male bewährt.

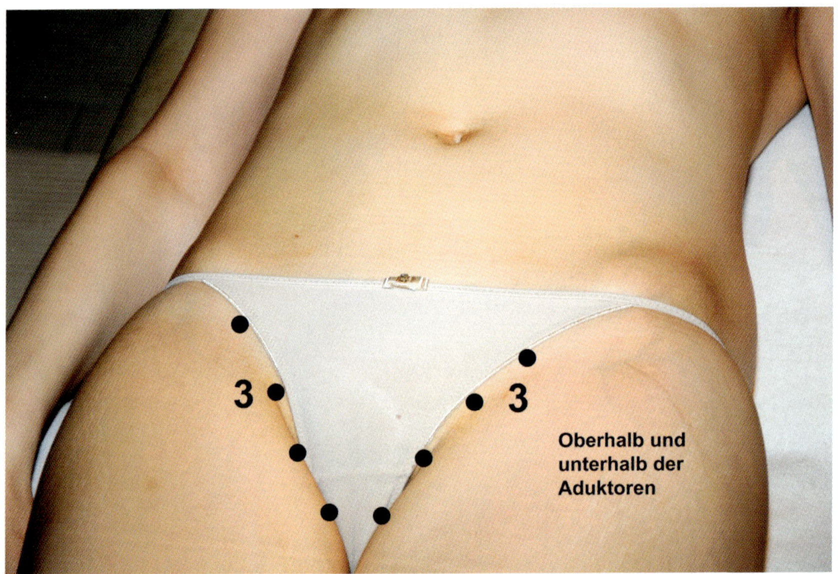

Genauso wird an den beiden Leisten verfahren.

Man massiert hier etwas fester. Schmerzt ein Punkt neben den Adduktoren, massiert man etwas fester als am Fuß in die Tiefe. Heilung gibt es dauerhaft nur in leichteren Fällen, aber dafür lindert es sofort und der Patient kann weiterschlafen.

Behandelt wird mit dem Zeige- oder Mittelfinger. Hier wird nur tiefer eingedrückt. Meist sind es rechts und links 3-4 Stellen.

Die Behandlung mittels Daumen- und Fingermassage sollte so oft wie möglich wiederholt werden, auch tagsüber und nicht nur während des Anfalls, sie hat sich immer bewährt.

Vorteile:
- sofort überall einsetzbar
- keine Geräte notwendig
- Linderung durch Daumenmassage
- keine Medikamente notwendig

Nachteile:
- eine dauerhafte Heilung ist nur in leichten Fällen möglich
- die Eigenbehandlung kann sich über einen längeren Zeitraum hinziehen

Die Füße und Leisten werden so oft behandelt, bis sie nicht mehr schmerzen während der Daumen-/Fingermassage.

Weitere Hilfen zur Selbsthilfe

Dehnübungen der Adduktoren

1.

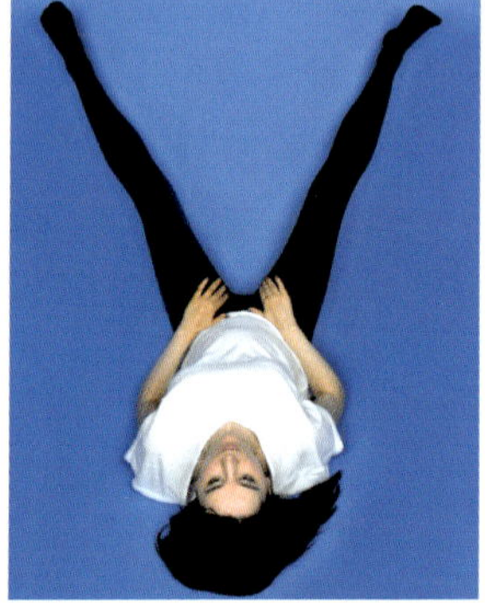

Spagat auf dem Rücken liegend mit hochgestreckten Beinen frei in der Luft. Beine immer so weit wie möglich auseinanderhalten bis an die Schmerzgrenze.

2.

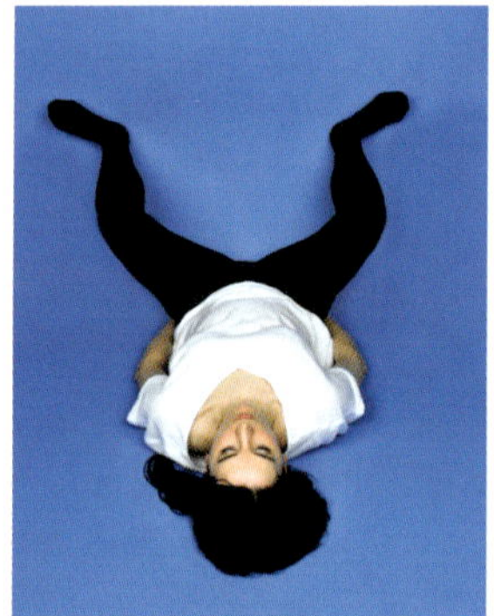

Spagat mit dem Rücken auf dem Boden liegend mit hochgestreckten Beinen an der Wand oder Türe abstützend. Beine bis an die Schmerzgrenze auseinanderhalten.

3.
Patient liegt mit dem Rücken auf dem Boden. Die Beine sind angewinkelt und auseinandergestreckt. Der Partner drückt die angewinkelten Beine mit dem Knie Richtung Boden. Wenn beide Knie den Boden berühren, ist man gesund.

4.

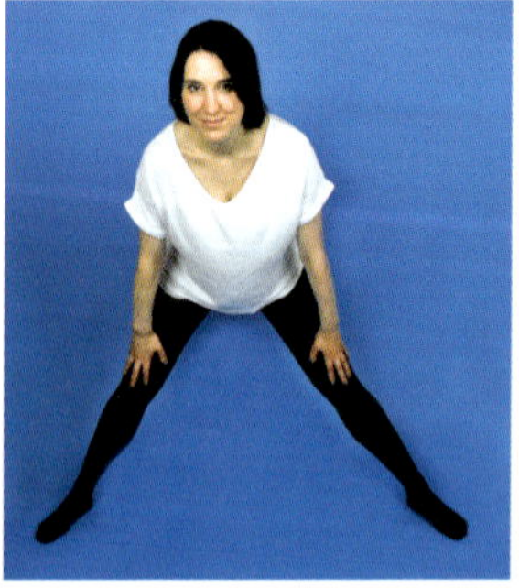

Spagat im Stehen, an der Türe oder Wand abstützen.

Alle Übungen sollten immer wieder bis an die Schmerzgrenze durchgeführt werden. So können Sie selbst etwas für sich tun. Wir wünschen Ihnen viel Erfolg, versuchen Sie's.

Therapiemöglichkeiten mittels Such- und Therapiestift für Patienten und Therapeuten

Für den Selbstbehandler, Laien, Therapieeinsteiger und langjährigen Therapeuten ist der Therapiestift die elegante Lösung. Ich nehme diesen Stift selbst immer mit in den Urlaub.

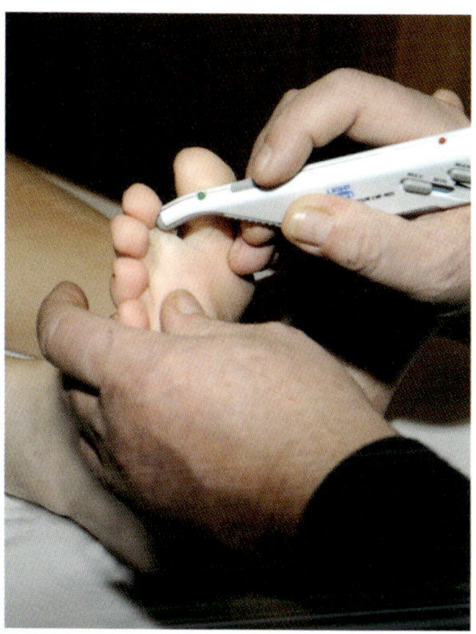

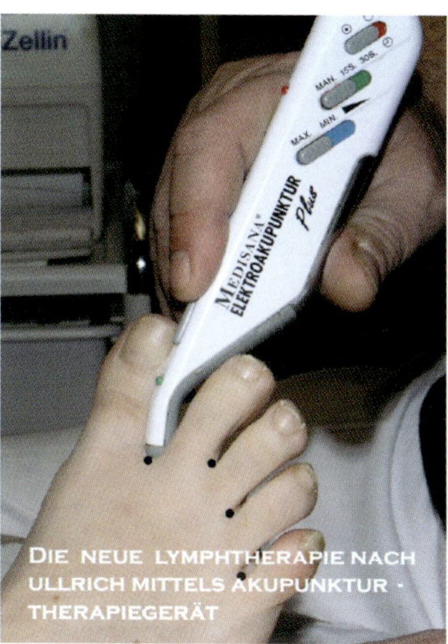

DIE NEUE LYMPHTHERAPIE NACH ULLRICH MITTELS AKUPUNKTUR - THERAPIEGERÄT

Mittels Stift kontrolliere ich die möglichen Schmerzpunkte. Der Stift wird auf stärkste Energie eingestellt. Fahre ich damit die möglichen Schmerzpunkte ab, treffe ich einen Schmerzpunkt, durchzuckt ein kurzer Stich den gesamten Körper. Ich habe jetzt die Fußpunkte kontrolliert und beginne mit der Therapie. Vorher wird die Energie des Stiftes etwas heruntergefahren. Mit jeder Behandlung wird die Energieleistung höher eingestellt.

Der Schmerzpunkt ist gelöscht, wenn bei 100 % Leistung keine Schmerzen mehr auftreten. Mit diesem Werkzeug können viele Punkte nacheinander behandelt werden.

Kosten des Akupunktur-Such- und Therapiestiftes: ca. 100 €.

Der Stift ist für die gesamte Palette der „Neuen Schmerztherapie nach Ullrich" unabdingbar, nicht nur zur RLS-Behandlung.

Vorteile:

- Mit dem gleichen Werkzeug können Schmerzpunkte gesucht und sofort therapiert werden.
- Die Haut wird nicht verletzt. Wichtig bei Marcumar- und Diabetes-Patienten. Genaue und schnelle Therapie.

Nachteile:

- Bei zu hoher Energieleistung schmerzhaft. Häufige Behandlungen notwendig.

Therapiemöglichkeit mit dem Laser

Es ist eine absolut schmerzlose und hautschonende Behandlung mit dem Laser. Mit dem Such- und Therapiestift wird an therapiewürdigen Punkten eine kleine Delle in die Haut gedrückt. Jetzt kann ich mit dem Laser den Punkt bestrahlen. Bitte Schutzbrille aufsetzen. Der Laser sollte eine Mindeststärke von 30 mW haben. Nie länger als 20 Sekunde an einer Stelle am Stück behandeln. Es könnte sonst unter der Haut, von außen nicht sichtbar, zu Verbrennungen führen!

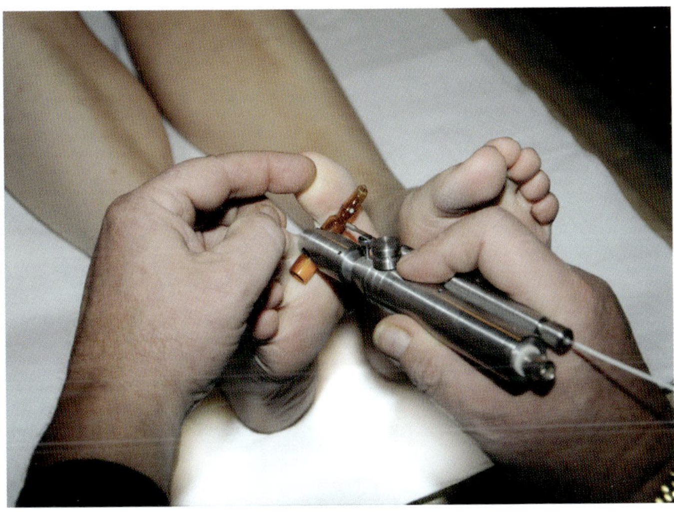

Nach der Behandlung mehrerer Punkte mit dem Laser müssen diese wieder mit dem Therapiestift kontrolliert und entsprechend nachbehandelt werden.

Vorteile:
- Elegante Lösung. Geeignet für Bluter-, Marcumar-, Xyralto- und Diabetespatienten.
- Die Haut wird nicht verletzt.
- Schmerzlose Behandlung.

Nachteile:
- Häufige Therapien.
- Höherer Anschaffungspreis für Laser, Laserbrille und Stift.

Therapiemöglichkeit mit der Akupunkturnadel

Es sollten in Zeiten von Aids und Viruserkrankungen nur Wegwerfnadeln verwendet werden.

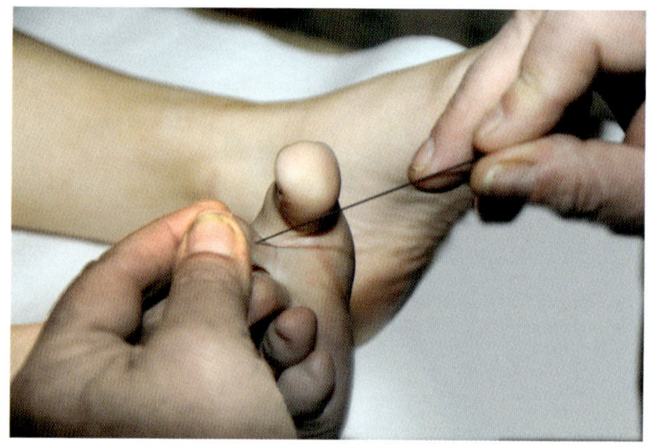

Auch hier wird der Therapiepunkt mit dem Suchgerät ermittelt und durch einen leichten Druck mit der Spitze auf der Haut gekennzeichnet. Vor dem Nadeln wird gründlich zweimal desinfiziert. Jetzt können 5-10 Nadeln gestochen werden. Durch Drehen der Nadeln bis an die Schmerzgrenze wird ein starker Reiz ausgeübt. Es können 5-10 Therapiepunkte nacheinander immer wieder stimuliert werden.

Eine Besonderheit ist die Elektroakupunktur. Ohne die Nadeln zu drehen, setze ich sie mit dem Therapiegerät unter Strom und erreiche damit eine starke Stimulation.
Man kann die Nadeln auch mit einem dünnen Draht verbinden und stimuliert damit alle Nadeln auf einmal mit dem Suchstift.

Vorteil:

- Behandlung von mehreren Punkten auf einmal oder nacheinander, Elektroakupunktur möglich.
- Kostengünstig

Nachteil:

- Schmerzhaft

Therapiemöglichkeit mit einem Massageknochen

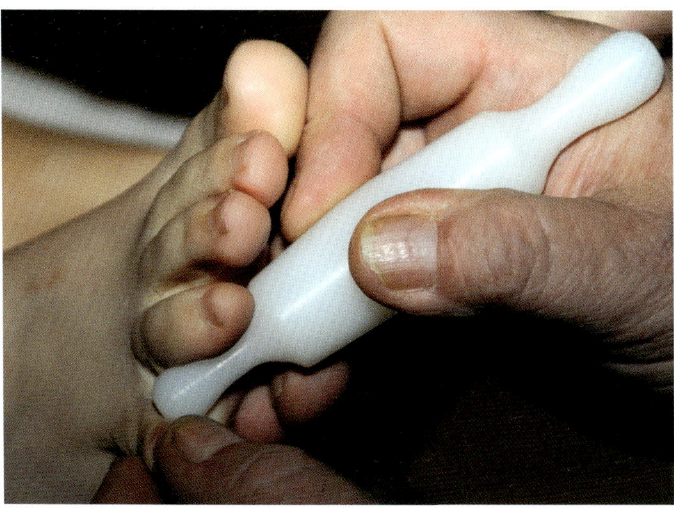

Ich habe mir den Knochen selbst anfertigen lassen, aus Holz und aus Nylon. Der Knochen arbeitet wie die Daumenmassage. Nur sollten hier die Hautstellen vorher eingeölt werden, sonst kommt es schnell zu Hautreizungen und Blasenbildung.

Mit der Zeit kennt man die therapierelevanten Punkte auswendig. Auch hier kann ich mit dem einfachen Gerät durch Drücken den Schmerzpunkt ermitteln und mit der großen oder kleinen Kugel massieren.
Es dürfen keine Hämatome entstehen.

Vorteile:

- Keine Gerätekosten.
- Unverwüstlich.
- Schafft schnelle Linderung.
- Sofort einsetzbar.

Nachteile:

- Häufig nur Linderung, keine Heilung.
- Dünnhäutige Stellen lassen sich mit dem Knochen nur schlecht therapieren.

Therapiemöglichkeit mit monochromatischem Licht (gebündeltem Licht)

Erhältlich über die „Siener Stiftung“ in Bad Ems.
Kosten: Ca. 160 – 200 €

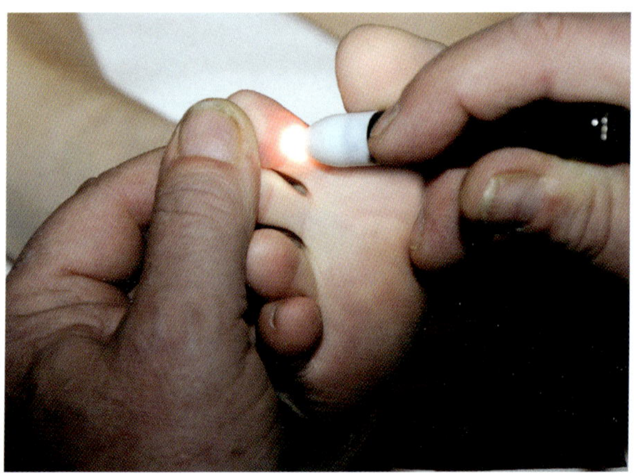

Das handliche Gerät ist batteriebetrieben und ca. 8 cm lang mit wechselnden Farben erhältlich. Ich empfehle für die RLS-Behandlung die Farbe Rot.

Mit diesem Gerät wird genauso gearbeitet wie mit einem Laser. Es ist aber im Gegensatz zur Lasertherapie ungefährlich. Da das Gerät absolut sicher ist, ist die Behandlung delegierbar.

Auch der Patient kann ohne Angst damit arbeiten. Es gibt auch bei längerer Punktbehandlung keine Verbrennungen.

Vorteile:
- Sicheres Arbeitsgerät.
- Kosten von 160-200 €.
- Ideal für das Reisegepäck.

Nachteile:
- Häufige Behandlungen.
- Meist nur Linderungen möglich.

Therapiemöglichkeit mit der Spritze

Das Arbeiten mit der Spritze oder mit der NIIT ist am effektivsten. Die Wirkung und Fernwirkung setzt schon nach Sekunden ein.

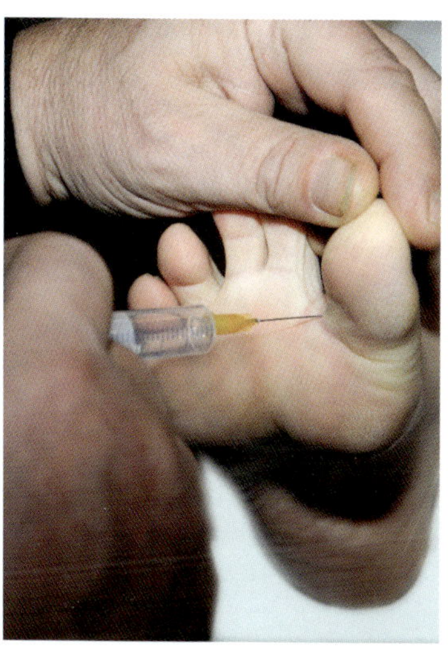

Es wird nur mit einer 5- oder 10 ml-Spritze und einer Dentalnadel 0,4 oder 0,45 mm ein Neuraltherapeutikum, das ist ein lokal wirkendes Schmerzmittel, gespritzt. Entweder 0,5%iges Procain oder Lidocain i.c. bzw. s.c. (in die Haut oder unter die Haut).

Krankheit ist ein Energiedefizit.

Die Mittel geben den Nerven verloren gegangene Energie zurück. Die Nerven arbeiten ähnlich wie elektrische Leitungen. Sie entspannen sich und überall, wo der Nerv verklebt ist, wo er hinführt, da entspannen die Muskeln, Sehnen, Bänder, ja die ganz Region.

Teilweise muss viel Volumen gespritzt werden, teilweise reicht wenig. Procain zersetzt sich enzymatisch nach einer halben Stunde im Blut, Lidocain zersetzt sich über die Leber und braucht 1 Stunde. Erst nach dieser Zeit darf ein Fahrzeug wieder gefahren werden.

Das zweimalige Desinfizieren an Füßen und Leiste nicht vergessen!

An den Füßen wird i.c. gespritzt, die Schmerzpunkte an den Leisten muss s.c. etwa 2-3 cm tief gespritzt werden. Die Menge in der Leiste sollte ca. 5 ml pro Einstich betragen.

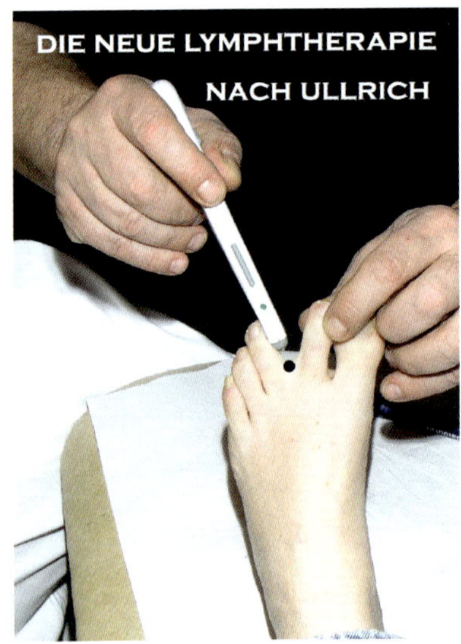

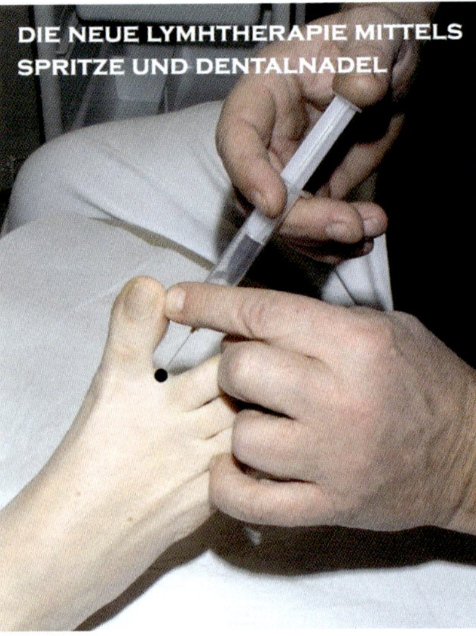

Auch hier gilt, zuerst mit dem Suchgerät den Schmerzpunkt ermitteln, dann spritzen.

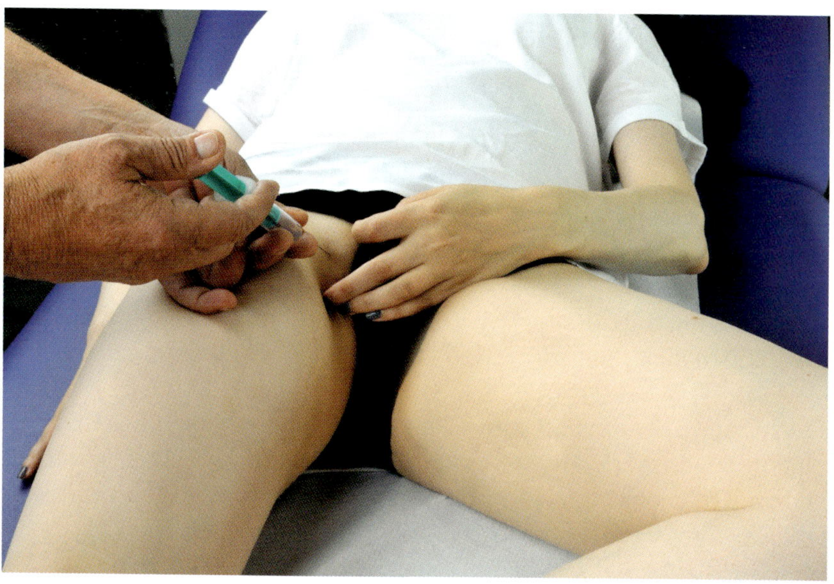

Vorteile:

- Sehr schnelle Wirkung.
- Beseitigung der RLS-Probleme wahrscheinlich.
- Sehr effektiv.
- Die Besserung trifft sofort nach der 1. Behandlung ein.
- Nach 8-10 Stunden kommt der Patient in eine Akutphase. Nach erneuter Behandlung tritt die Heilphase ein.

Nachteile:

- Die Einstiche sind für 2 Sekunden schmerzhaft.
- Spritzen sollte nur der erfahrene Therapeut.
- Immer muss vorher ein Provokationstest durchgeführt werden.
- Manchmal Sofort- und Spätreaktionen.
- Jeder Patient kann nur eine unterschiedlich große Menge Procain vertragen.
- Autofahren erst nach 0,5 bzw. 1 Stunde.

Therapiemöglichkeit mit der Nichtinvasiven Induktionstherapie (NIIT) in der Restless-Legs-Behandlung

Die Therapie ist noch sehr jung. Die ersten modernen thyristorgesteuerten Geräte waren um das Jahr 2000 einsatzbereit.

Aber eigentlich ist das System vor über 100 Jahren von dem genialen kroatischen Elektroingenieur Nikola Tesla (1853-1949) erfunden worden.

Er experimentierte bereits damals mit longitudinalen Stoßwellen und therapierte teilweise erfolgreich Krebspatienten. Seine Entwicklungen wurden von anderen Forschern aufgegriffen. So entstanden Geräte, die mit sehr hohen Strömen von mehreren Tausend Ampere arbeiteten.

Es wurden Geräte eingesetzt, die kurzzeitige Stromstöße abgaben, die wiederum alle durch Entladung eines Kondensators erzeugt wurden. Die hohen Stromstöße wurden unter Einsatz einer Ringantenne (auch Ring, Schlinge oder Schleife genannt) in die magnetische Komponente des Raumes transferiert (übertragen).

Alle Geräte wurden sehr erfolgreich bei einer Vielzahl von Erkrankungen getestet und bei Patienten eingesetzt. Dass sich damals diese Therapieform nicht durchsetzen konnte und größtenteils in Vergessenheit geriet, lag unter anderem an der Tatsache, dass gleichzeitig der Siegeszug der Chemie im Gesundheitswesen stattfand. Es begann die Verordnungsmentalität in der Medizin und die „Pillen-Industrie", hinter der natürlich auch die finanziellen Interessen eines immer gigantischer werdenden Wirtschaftszweiges steckten.

An einer Heilung scheinen auch nicht viele Patienten interessiert zu sein. „Pille rein und weg". Das hat sich eingebürgert und es ist ja so einfach. Erfolgreiche Gesundung durch Therapien ist auch heute nicht so gefragt wie die „Pille".

Andererseits werden laufend neuartige Geräte oder Nachbauten alter Systeme angepriesen. Die meisten Geräte halten einfach nicht das, was sie versprechen. Mit keiner Therapie, mit keiner Maschine, mit keiner Tablette sind alle Krankheiten zu beseitigen. Interessant sind Therapien, die auch chronische Krankheiten stark lindern oder beseitigen können, und das ohne Medikamente.

Die Ursache vieler chronischer Erkrankungen

Es ist ein Energiedefizit. Zu viel Arbeit, zu wenig Schlaf und schon wird das Immunsystemniveau abgesenkt. Das fängt im kleinsten Baustein im Körper an, der Zelle und dem Zellverband. Über die Gesundung der Zellen reguliert der Körper sich selbst wieder. Deshalb nennt man diese Form der Behandlung des ganzen Körpers auch Regulations-Therapie.

> Dem Körper werden Anstöße gegeben, sich komplett wieder selbst einzuregulieren, die Abläufe und Funktionen zu normalisieren

Die Nichtinvasive Induktionstherapie bringt extrem hohe Energiedosen an Nerven, Zellen und Organe, vernichtet gleichzeitig Mikroorganismen, wie Entzündungsbakterien und Viren. Sie reguliert die Zelle selbst von außen nach innen direkt oder durch Fernwirkung über die Schleife (Ring).

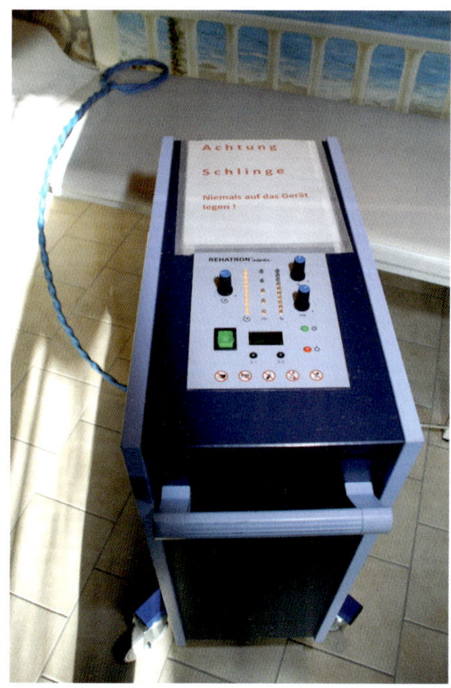

Was kann die NIIT?

- Reaktivierung der Innenkanäle von Zellmembranen durch Verschiebung von Tunnelproteinen.
- Ioneninduktionstherapie kranker Zellen mittels diodenähnlicher Gleichrichtung durch Phosphorlipide.
- Porationstherapie. Es werden chemische und biologische Substanzen mittels elektromagnetischer Ladungsverschiebung tiefer und schneller durch die Poren der Haut diffundiert. Das heißt: Bessere Medikamentenwirkung und schnellerer Wirkungseintritt.
- Entfernung unerwünschter chemischer und biologischer Substanzen durch die Poren der Zellmembranen.
- Zerstörung bösartiger Zellen, wie Krebszellen, an bestimmten Organen.
- Durch Nanoimpulse ausgelöstes Absterben (Apoptose) der Krebszellen.

Was kann die NIIT noch?

- Stark durchblutungsfördernd in der Tiefe von Gewebe, Muskeln, Sehnen und Bändern. Z. B. beim diabetischen Fuß.
- Neuraltherapie ohne zu spritzen. Nervenschäden durch Schnitte, Operationen, Unfälle und andere Verletzungen werden in kürzester Zeit behoben. Dadurch bedingte Schmerzen klingen komplett ab.
- An den Nervenendpunkten bekommen die Nerven extreme Leistungsschübe, die sich an den anderen Enden der Nerven und im dazwischen liegenden Bereich positiv auswirken. (Neue Schmerztherapie nach Ullrich)

Siehe Buch:
Schmerzfrei durch die Nichtinvasive Induktionstherapie (NIIT)
www.spurbuch-verlag.de
ISBN 978-3-88778-338-0

Was sagt die Presse dazu?

Der Begriff „Nano“ ist heute in aller Munde und bedeutet griechisch: der Zwerg. Er steht in der heutigen Wissenschaft für 1 Milliardstel einer Einheit.

Extrem kurzlebige und starke Stromstöße können nach Meinung von US-Forschern zur medizinischen Allzweckwaffe werden. Nanoimpulse sollen Geschwüre schrumpfen und Fettpolster „schmelzen“ lassen.
Das berichtete Spiegel online am 5.2.2004 unter Bezugnahme auf den New Scientist und zitierte den Studienleiter Prof. Dr. Thomas Vernier (Universität of Southern California) weiter: Die Pulseffekte sind dramatisch. Es ist, als ob man in die Zelle eingreift und intrazelluläre Strukturen verändert. Natürlich stecke die Technik noch in den Kinderschuhen. Aber schon 2005 bekamen diese Geräte ihre medizinische Zulassung.

In „Nature“ berichteten am 27.7.2006 Wissenschaftler vom Institut für molekulare Biologie in Wien und der Universität von Aberdeen, dass ihnen der Nachweis gelungen sei, wie Elektrizität wesentlichen Einfluss auf die Behandlung schlecht heilender Wunden nähme.

Die Technologie der Zukunft

- Kurze magnetische Impulse im Nanobereich. Sie sollen degenerative Zellen reparieren.
- Gesunde Zellen haben eine Wandspannung von 80-100 Millivolt (mV)
- Entzündete Zellen von 50-70 mV
- Degenerative Zellen von 40-50 mV
- Die Wirkung der Schleife reicht 25 cm in die Tiefe des Körpers und mehr.
- Leistung des Gerätes 4.000 Amp × 30.000 V = 120.000.000 Watt. (120 Megawatt)

Wir haben die Neue Schmerztherapie nach Ullrich in die Nichtinvasive Induktionstherapie integriert. Das ist der Hauptgrund, weshalb die NIIT so erfolgreich ist. **Nur beide Therapien in Kombination bringen den erwünschten Erfolg.**

Voraussetzung für die NIIT ist auch hier die Kontrolle aller entsprechenden Punkte mit dem Suchgerät. So kann die Schleife (Ringantenne) gezielt angelegt werden. Bei empfindlichen Menschen sollte mit halber Energiezufuhr begonnen werden.

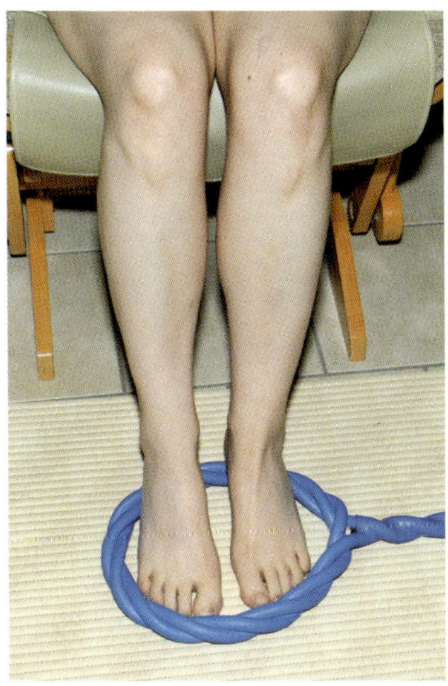

Die Zehen dürfen die Schleife vorne nur berühren. Immer beide Füße behandeln! Gerät nach der 3. Behandlung auf volle Leistung stellen, je nach Schmerzsituation.

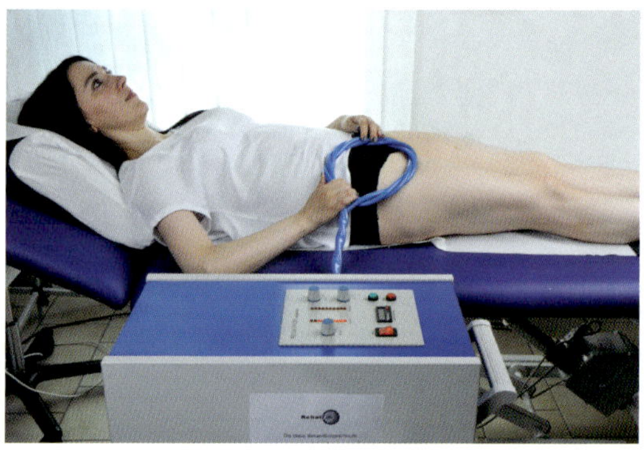

Patientin mit Leistenbehandlung im Liegen. Auch hier das Gerät nach der 3. Behandlung auf volle Leistung stellen, soweit es die Schmerzsituation zulässt.

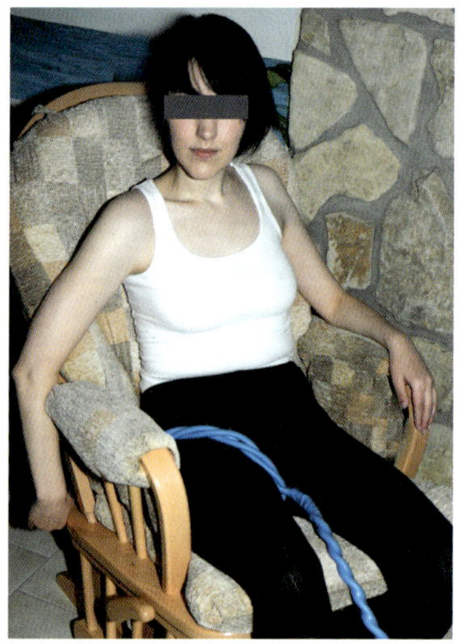

Meist ist die Behandlung der Leiste im Liegen erfolgreicher als im Sitzen. Auch hier das Gerät nach der 3. Behandlung auf volle Leistung stellen, soweit es die Schmerzsituation zulässt.

Die Akutphase

Wie bei allen Behandlungen mit der „Neuen Schmerztherapie“, ob mit Laser, Spritze oder NIIT, kommt es jeweils nach der Fuß- und nach der Leistenbehandlung zu einer Akutphase (Verschlimmerungsphase). Und zwar nach der 1., 2. oder 3., selten nach der 4. Behandlung.

Diese Akutphase muss sein!

> Chronische Krankheiten sind ohne Operation unheilbare Erkrankungen, nur akute Krankheiten sind heilbar.

Wenn das RLS natürlich noch nicht chronisch ist, sondern noch akut, dann gibt es keine „Akutphase“, sondern es vollzieht sich direkt nach der 1. Behandlung schon eine Besserung.

Die „Akut- oder Verschlimmerungsphase“ klingt ohne erneute Therapie nur ganz langsam ab. Ansonsten ist sie nach einer erneuten Therapie an den gleichen Körperstellen verschwunden und schon beginnt die Heilphase. Die Therapiezeit bei RLS mittels NIIT beträgt meist immer 45 min.

Wenn man es besonders gut mit dem Patienten meint und man behandelt länger, dann ist es schon zu unerwünschten Reaktionen am Patienten gekommen.

Die Chirotherapie

Sie ist in diesem Fall eine unterstützende Behandlung. Fehlstellungen des Hüftschiefstandes usw. müssen beim Restless-Legs-Syndrom immer kontrolliert und im Bedarfsfall beseitigt werden durch eine Chirotherapie.

Die Chirotherapie galt bis ungefähr 1990 als Naturheil-Therapie, die von manchen Heilpraktikern durchgeführt wurde. Erst in der neueren Zeit wurde sie aufgrund der Effektivität und der Logik immer mehr schulmedizinisch vereinnahmt. Im Mittelalter und in der frühen Neuzeit wurde sie von Bauern und Schäfern entwickelt und durchgeführt. (Erfahrungsheilkunde)

Die Chiropraktik ist bei Heilpraktikern heute normales Tagesgeschäft.

Verdienste in der Entwicklung dieser Therapierichtung erwarben sich Dr. Ackermann, Dorn, Breuß und diverse amerikanische Osteopathen. Die Chirotherapie kennt wirksame Grifftechniken zur Reposition von Wirbeln und Gelenken. Was ist logischer, als ein ausgerenktes Gelenk wieder einzurenken?

Früher wurde es als Scharlatanerie verschrien und auch heute noch wird von vielen Medizinern, die diese Therapie nicht beherrschen, davor gewarnt, wie:

- Das ist gefährlich, man kann Dauerschäden dadurch bekommen oder sogar sterben.
- Das soll man nicht so oft machen, sonst leiern die Bänder aus.
- Nach der Behandlung wird es nur noch schlimmer.

Das ist Unsinn.

> Eingerenkt werden sollte immer der ganze Körper mehrmals nach mehreren NIIT-Behandlungen.

Die Chirotherapie wird oft auch zusätzlich bei vielen Erkrankungen erfolgreich eingesetzt.

Wie zum Beispiel beim:

- Karpal-Tunnel-Syndrom
- Schulter-Arm-Syndrom
- Tennis- und Golferarm (Epicondylitis)
- Spannungskopfschmerz
- Herzrhythmusstörungen (BWS)
- Eingeschlafene Fingerpaare
- Witwenbuckel
- Hüftschmerz-Syndrom
- Rückenschmerzen
- Fersensporn
- Schwindel
- Tinnitus
- RLS
- und viele mehr

Extreme Fehlhaltungen durch Beruf und Sport, Sportunfälle, Schleudertraumen, Fibromyalgie-Syndrom, psychische Verspannungen, schmerzhafte Leiden mit ihrer Schonhaltung, aber insbesondere zu wenig Bewegung, zu wenig Sport können zu winzigen Wirbel- und Gelenkverschiebungen führen.

Zwischenwirbellöcher als Austrittstellen von Spinalnerven werden dadurch verengt, wenn ein Nerv gedrückt, gespannt, verletzt wird. Er zieht sich zusammen und führt auf seinem Weg zu Schmerzzuständen. Es kommt zur Reizung und Entzündung. Gereizte Nervenbahnen führen von diesen Nerven zu Segment- und Organstörungen.

Durch gezielte Handgriffe und Druck am optimal liegenden oder stehenden Patienten werden Blockaden gelöst und die Wirbel justiert.

Häufig hört man ein lautes Knacken. Hier brechen keine Wirbelkörper oder gleiten übereinander, sondern es wird ein Vakuum im eingeklemmten Bereich gelöst. Dabei entsteht auch ein Knall.

Hier einige typische Bilder:

Kontrolle der Beinlängendifferenz.

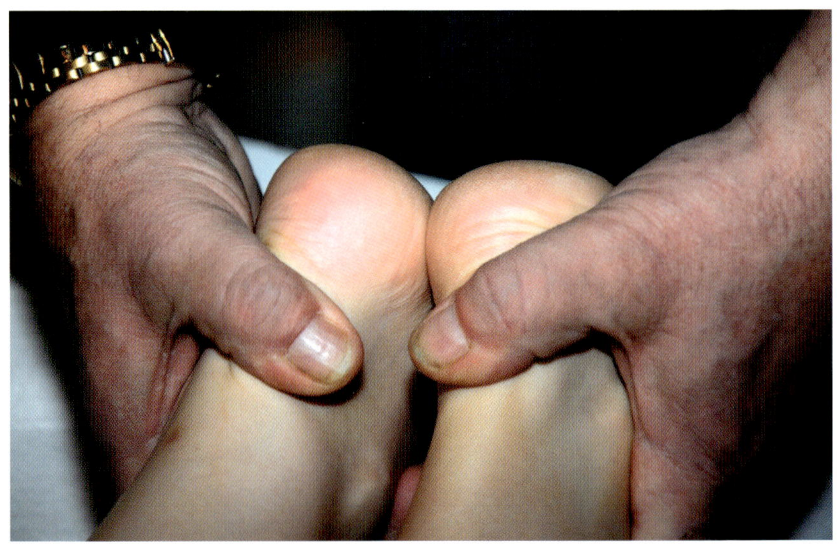

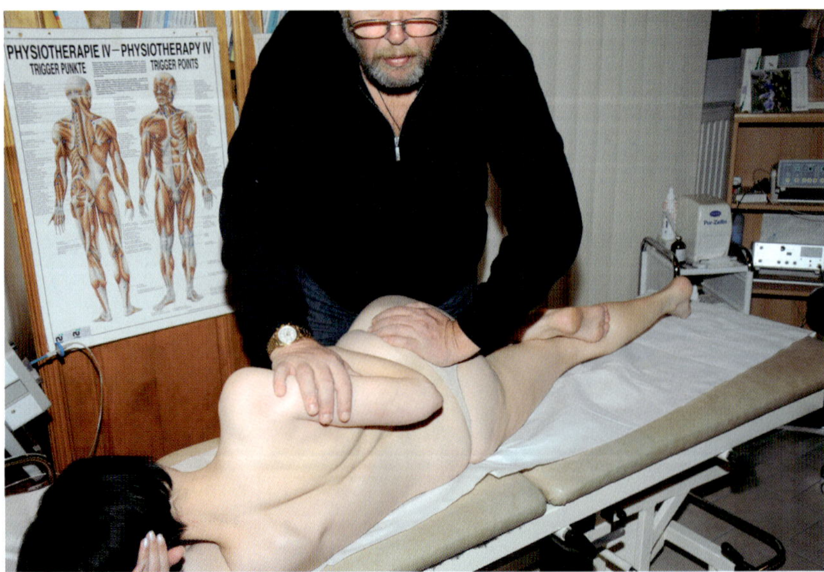

Reposition der Lendenwirbelsäule

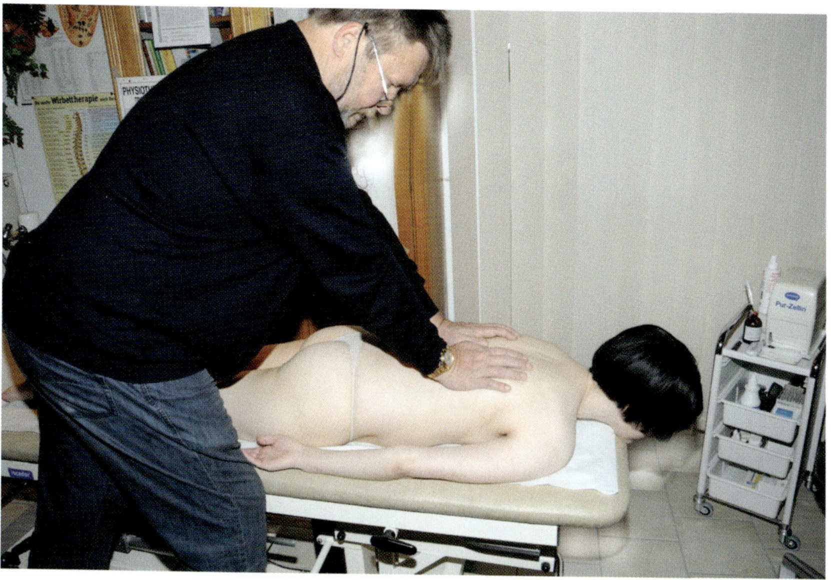

Reposition der Brustwirbelsäule

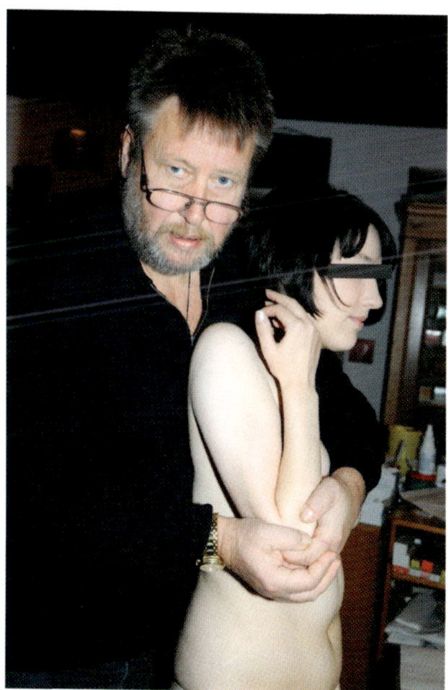

Reposition des Schultergelenkes

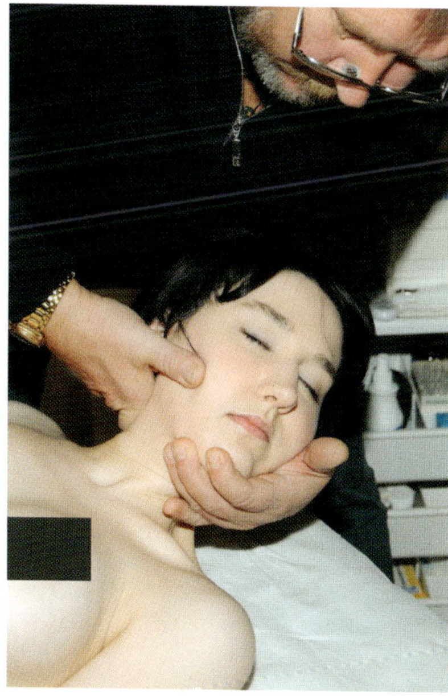

Reposition der Halswirbelsäule

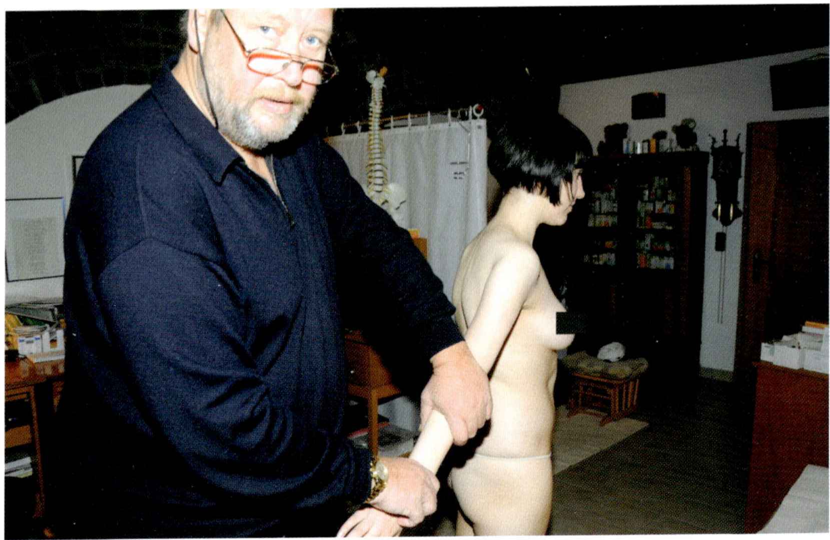

Reposition des Armgelenks

Die Colon-Hydro-Therapie (CHT) – nur für die ganz schweren Fälle von RLS –

Die CHT ist eine Darm-Wasser-Behandlung.

Durch die Säuberung des Dickdarms von alten und uralten Schlacken können wir nicht nur das körperliche Immunsystem wieder vollständig erneuern, sondern vieles mehr.

Eine körperliche Übersäuerung verhärtet die gesamte Muskulatur und den Bandapparat.

Alle Schlacken im Körper sind sauer.

Wie in der Küche: Salz macht die Speisen hart und pikant. Natron macht alles weich und „matschig". Die Adduktoren bei RLS müssen wieder weich und elastisch werden. Das ist das Ziel!

Aber das größte Säuredepot liegt im Darm. Die Entsäuerung des Darms beugt langfristig der Verhärtung der gesamten Körpermuskulatur vor.

Ein Beispiel:

Als mein Sohn in Halle studiert hatte, habe ich ihn gebeten, als er in der Pathologie arbeitete, den Darminhalt einer schlanken, ca. 75 Jahre alten Toten zu wiegen. Das Gewicht betrug 7,2 kg, obwohl der tägliche Stuhl nur 400-450 g beträgt. In den Darmtaschen setzen sich Kotreste ab, verkrusten und bleiben oft viele Jahre und Jahrzehnte in diesen Taschen. Alle Schlacken sind sauer und so fließen Tag und Nacht Säuren in Blut- und Lymphbahnen und die Körpermuskulatur verhärtet mit der Zeit. Schmerzen entstehen.

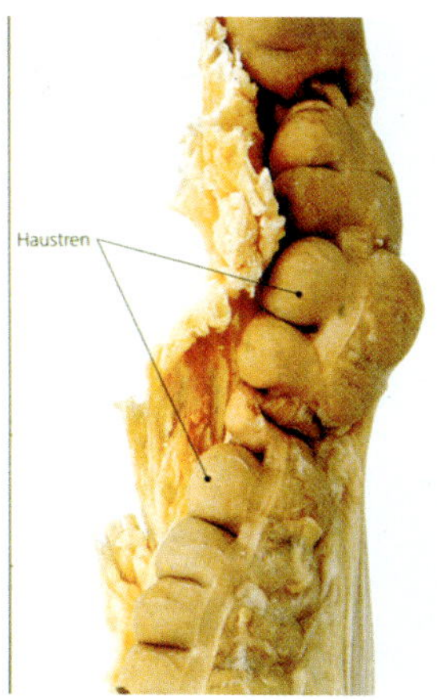

Dieser Stuhl ist oft 30-40 Jahre im Körper bzw. im Darm. Durch ständigen Sport kann man die Übersäuerung noch abbauen, aber im Alter? Die Adduktoren in der Leiste verhärten sich. Mit Abführmitteln wird nur das Menü von gestern oder vorgestern abgeführt, aber keine alten Schlacken.

Krankheit ist eine Warnung, hier bei dir läuft was schief.
Kümmere dich darum.

Der Tod liegt im Darm.

Sagte Professor Dr. Medschnikaff. Und er hat recht.

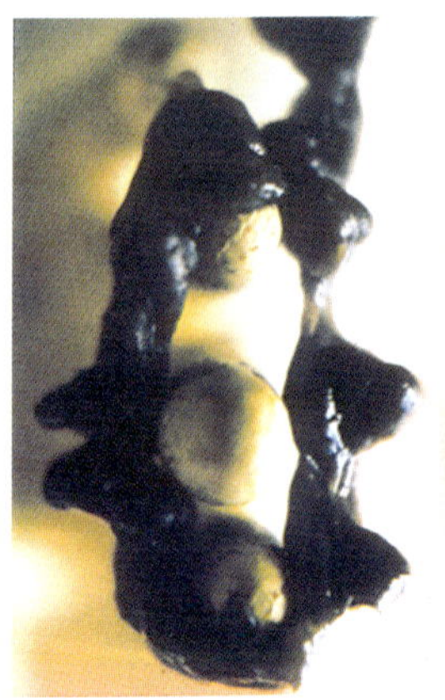

Im Darm liegt das größte Säuredepot des Körpers und das gilt es abzubauen. Ich möchte hier nicht auf die einzelnen Darmfunktionen näher eingehen. Wichtig ist, wie man den gesamten Dickdarm von 1,60 bis 1,70 Metern Länge unbeschadet reinigen kann.

Alle natürlichen Therapien sind schulmedizinisch
umstritten, werden aber in Naturheilpraxen mit
positiven Erfahrungen durchgeführt.

Gerätebeschreibung

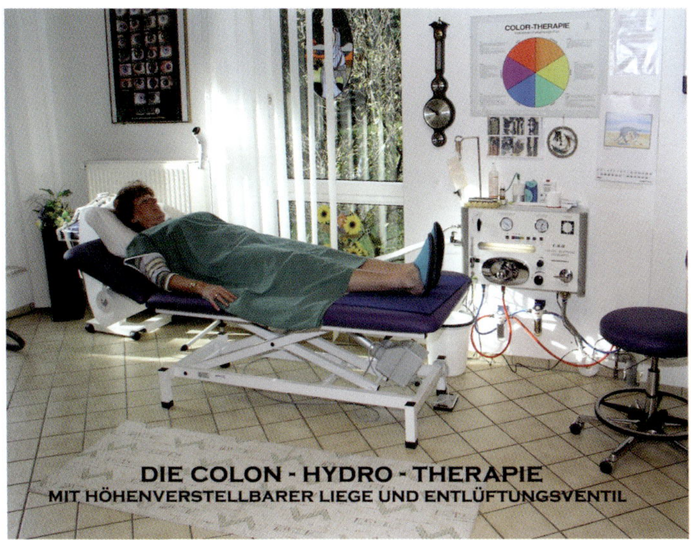

Es gibt mehrere Hersteller von Colon-Hydro-Geräten. Auf der Abbildung sieht man ein wandständiges Markengerät mit Temperaturanzeige und Wasserdruckmanometer. Der Wasserdruck wird in cm Wassersäule angegeben. Ein Sicherheitsventil, das bei 180 cm Wassersäule öffnet, ist vorhanden. Der Arbeitsdruck beträgt 40-100 cm WS.

In der Mitte des Gerätes sieht man ein langes, beleuchtetes Schauglas. Dahinter befindet sich ein Glasrohr. Hierdurch fließt der alte Kot ab. So können wir immer die Qualität des Stuhls (Pilze, Würmer usw.) beobachten.

Ganz links sehen wir ein Flow-Meter mit Schauglas, mit dem die Sauerstoffzugaben eingestellt werden können. Wir arbeiten aber nicht mehr mit Sauerstoff. Es hat sich bei uns nicht bewährt. Die Anlage läuft auf 12 V (Sicherheitsgründe).

Dies ist ein vollelektronisch arbeitendes Gerät. Der Patient behandelt sich mittels Fernsteuerung selbst. Es ist für den amerikanischen Markt bestimmt.

Der Behandlungsraum

Da es sich bei der Colon-Hydro-Therapie um eine doch recht delikate Behandlungsweise handelt, sollte dafür ein abgetrenntes und isoliert liegendes Behandlungszimmer vorhanden sein, damit die Patienten sich so ungezwungen wie möglich fühlen können, am besten mit einer Umkleidemöglichkeit und einer Toilette nebenan.

Toilettenabsaugung und Hygiene sind sehr wichtig. Leise Musik und durch das Fenster einen Blick ins Grüne bringen eine entspannte Atmosphäre. Die Raumtemperatur sollte nicht unter 22 Grad liegen und die Deckenbeleuchtung den Patienten nicht blenden.

Der Behandlungsablauf

Der Patient sollte ohne Termindruck und Stress, am besten nach einem Vollbad, zum Behandlungstermin erscheinen. Am Behandlungstag und dem Tag davor sollten blähende Nahrungsmittel wie Hülsenfrüchte, Lauchgewächse, Kohlsorten und Weizenprodukte gemieden werden. Das Pektin von Äpfeln ist zu empfehlen. Es regt die Darmperistaltik an.

Auf der Toilette zieht sich der Patient um. Der untere Körperteil wird entkleidet und ein Colonmantel (Operationsmantel) angezogen, so dass der Patient vorne völlig abgedeckt ist. Für warme Füße sorgen bereitgestellte Filzpantoffel.

Die Behandlungsliege ist mit einer Papierabdeckung vorbereitet. Ein sauberes, saugfähiges Vlies wird für alle Eventualitäten in Gesäßhöhe auf die Liege gelegt. Die Behandlung ist im Allgemeinen sauber und geruchlos.

Der Patient legt sich seitlich mit dem Gesäß zum Gerät auf die Liege. Der Geräteabfluss sollte sich ca. 5 cm über der Liegenoberkante befinden. Er streckt das untere Bein aus und winkelt das obere Bein an. Dadurch wird die Gesäßmuskulatur entspannt. Das durch Einfetten mit Vaseline vorbereitete Spekulum, ein Durchflussröhrchen mit einer Einführhilfe, wird langsam drehend, schraubend in den After eingeführt. Anschließend wird die Einführhilfe entfernt.

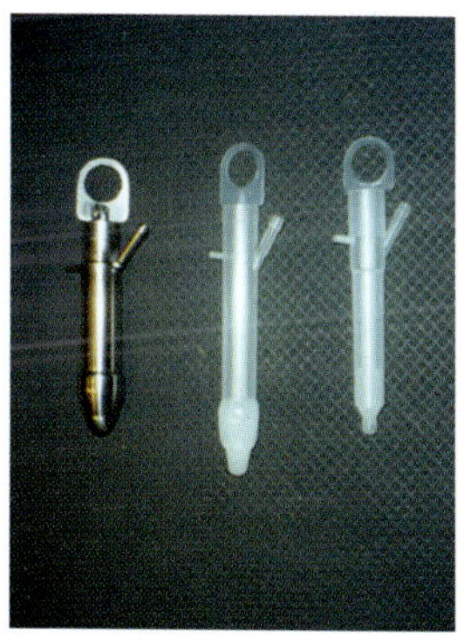

Die zwei Schlauchverbindungen, der dünne Wasserzuführschlauch und der dicke Abflussschlauch, beide aus Klarsichtmaterial, werden am Spekulum angeschlossen.

Der Patient dreht sich wieder in Rückenlage. Auf eine bequeme und breite Liege achten. Eventuell eine Rolle über die Schläuche, aber unter die Knie des Patienten legen. Warmes Wasser einlaufen lassen. Der Ausgangsdruck des Wassers sollte 40 cm Wassersäule betragen. Die Wassertemperatur sollte je nach Erkrankung 32-38 Grad Celsius betragen.

Dann wird einige Minuten gespült und der Therapeut beginnt mit einer Bauchmassage. Es gibt hier verschiedene Massagemethoden. Die Behandlung wird mit warmem Wasser begonnen und beendet.

Meist hört der Kot (Fäzies) nach 40-60 Minuten auf zu fließen. Während der Zeit wird der Patient von dem unangenehmen, aber nicht schmerzhaften Vorgang abgelenkt. Er kann sich aussprechen und wir behandeln ihn zusätzlich über das offene Gespräch. Der Therapeut kann zwischendurch bei RLS die Zehen mit monochromatischem Licht behandeln. (Neue Schmerztherapie nach Ullrich)

Manche Patienten verspüren nach der ersten Therapie einen mehr oder weniger starken Bauchmuskelkater. Er entsteht durch die Bauchmassage. Sie tritt nur nach der 1. Behandlung auf.

Während der Behandlung sieht der Patient die fast schwarzen Kotmassen, die schubweise aus dem Darm herausfließen, im Klarsichtschlauch und im Geräteschauglas.

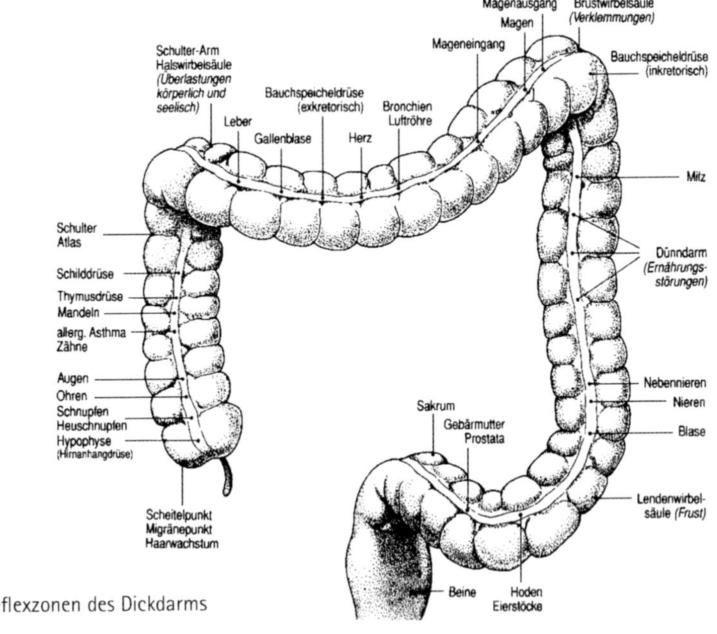

Reflexzonen des Dickdarms

Zum Abschluss

Die Colon-Hydro-Behandlung muss bei RLS nur selten zusätzlich durchgeführt werden. Im Allgemeinen reicht die Injektionstherapie aus. Der Königsweg bei RLS ist die „Nichtinvasive Induktionstherapie". Bis zur Erstellung dieses Buches hat es noch keinen Misserfolg gegeben. Das spricht für diese Behandlung und gegen die Behandlung mit Dopamin oder Dopaminagonisten (dopaminähnlichen Substanzen).

Eine Tablette zu nehmen ist einfach, aber langfristig auch befriedigend? Andererseits werden die Kosten von den gesetzlichen Kassen nicht erstattet. Wägen Sie, verehrter Leser, alles ab und gehen Sie Ihren Weg.

Versuchen Sie die Formen der Selbsthilfe und wenn Sie eine Linderung verspüren, dann wissen Sie, was das Richtige für Sie ist.

Es geht nicht nur um das Altwerden, sondern um das Altwerden bei hoher Lebensqualität.

Seminare und Adresse

Verband der freien Colon-Hydro-Therapeuten

Manfred A. Ullrich
Herbinghauser Str. 12
42899 Remscheid-Lüttringhausen
Tel. 02191-50846
Fax: 02191-50846
www.fcht.de

Jeder kann Mitglied werden und die Seminare besuchen.

Vorteile für Mitglieder:

- geringer Jahresbeitrag
- bei telefonischen Fragen stehen wir Ihnen immer zur Verfügung
- Jahrestreffen mit Informationsaustausch
- Therapeutenliste im Internet
- Hospitanz bei Neumitgliedern in der Praxis
- Kostenlose Abgabe von Flyern zur CHT
- Weitere Informationen unter obiger Telefonnummer

Tagesseminare nach Anfrage über:

- Colon-Hydro-Therapie (CHT) und Bioelektrische Funktionstestung (BFD)
- Neue Schmerztherapie nach Ullrich (NSTU)
- Nichtinvasive Induktionstherapie (NIIT)

Quellenangaben

Chronische Krankheiten durch Colon-Hydro-Therapie (CHT) erfolgreich behandeln
Autor: Manfred A. Ullrich
Verlag: www.spurbuchverlag.de
ISBN: 978-3-88778-357-0

Schmerzfrei durch die Nichtinvasive Induktionstherapie (NIIT)
Autor: Manfred A. Ullrich
Verlag: www.spurbuchverlag.de
ISBN: 978-3-88778-338-9

Depressionen alternativ und erfolgreich behandeln
Autor: Manfred A. Ullrich
Verlag: www.spurbuchverlag.de
ISBN: 978-3-88778-432-4

Das Fibromyalgien-Syndrom (FMS)
Schmerzen ohne erkennbare Ursachen
Autor: Manfred A. Ullrich
Verlag: www.spurbuchverlag.de
ISBN: 978-3-88778-373-0

Unser täglich Brot gib uns heute oder besser doch nicht!
Autor: Manfred A. Ullrich
Verlag: www.spurbuchverlag.de
ISBN: 978-3-88778-457-7

Migräne und Trigeminus-Neuralgie erfolgreich behandeln
Autor: Manfred A. Ullrich
Verlag: www.spurbuchverlag.de
ISBN: 978-3-88778-425-6

Hydrotherapie del colon
Autor: Manfred A. Ullrich
Verlag: www.uktitag.com
Ediciones obelisco, Barcelona
ISBN: 978-84-15968-04-7

Wikipedia: Das Restless-Legs-Syndrom

Hilfe bei Restless-Legs-Syndrom (RLS)
Autor: Manfred A. Ullrich
Verlag: Wolfland-Verlag
ISBN: 978-3-936414-29-5

Unterlagen des Rehatron-Herstellers

Glossar

(Erläuterung der Fachbegriffe)

Adduktoren	Muskulatur der Leisten
Akathisie	Sitzunruhe
Allopathie	Schulmedizin
Antiepileptika	Medikamente gegen epileptische Anfälle
Arthrose	Gelenkverschleiß
Benzodiazepine	Schlafmittel, senken die Aufwachschwelle
Bioelektr. Funktionsdiagnose	naturheilkundliches Diagnosesystem
Cerebrale Durchblutungs-Störungen	Durchblutungsstörungen im Gehirn
Chirotherapie	Behandlung der Wirbel und Gelenke durch manuelles „Einrenken“
Depressionen	tiefe Traurigkeit
Desinfizieren	keimfrei machen
Diabetischer Fuß	Absterben von Gewebe am Fuß
Dialyse	Blutreinigungsmaschine
Differenzialdiagnose	Ausscheidungsdiagnose
Dopamin	Gehirnhormon/Neurotransmitter
Dopaminagonist	dopaminähnlicher Stoff
Dopaminantagonist	dopaminunterdrückender Stoff
Eisenmangelanämie	Blutarmut
Endomorphine	körpereigene Glückshormone
Epikondylitis	Entzündung der Epikoridylen am Armgelenk (Tennisarm)
Erythrozyten	rote Blutkörperchen
Fibromyalgie-Syndrom	Muskelansatzreizung
Glomerulonephritis	Entzündung der Niere
Hämoglobin	roter Blutfarbstoff
Hyperaktivität	angeborene Schilddrüsenüberfunktion bei normalen Werten
Hypochonder	eingebildeter Kranker

Hypophyse	Hirnanhangdrüse
Karpal-Tunnel-Syndrom	Einengung von Nerven am Handgelenk
Klinische Parameter	klinische Untersuchungen
Kommunikation	Verständigung
L-Dopa	Neurotransmitter
Lipödem	hormell bedingte Fettverteilungsstörung, nur bei Frauen
Lymphe	Gewebswasser
Mamma-Ca	bösartiger Brustkrebs
Marcumar	Medikament zur Blutverdünnung
Methadon	Rauschgift als Ersatzdroge
Morbus Bechterev	Wirbelsäulenerkrankung
Morbus Parkinson	„Zitterkrankheit" durch Dopaminmangel
Morphium	schmerzunterdrückendes Rauschgift
Nanoimpulse	Impulse von 1 milliardstel Sekunde
Neuroleptika	Beruhigungsmittel
Neurotransmitter	Nervenübertragungsleiter
Niereninsuffizienz	Nierenschwäche
NIIT	Nichtinvasive Induktionstherapie (die Haut wird nicht verletzt)
Opiate	starke Schmerzmittel, machen süchtig
Orthopäde	Behandler von Knochen und Gelenken
Periode	sich immer wiederholend
Perniziöse Anämie	chronischer Vitamin-B12-Mangel
Phlebologe	Behandler von Gefäßen
Phosphorlipide	chem. Begriff, Lipide = Fette
Polyneuropathie	Erkrankung vieler Nerven
Poration	durch die Poren perfundieren
Prävalenz	Häufigkeit
Prolaktin	Hormon
Prolaps	Vorfall
Prostata-Adenom	noch gutartiges Geschwulst der Vorsteherdrüse

Protrusion	Vorwölbung
Psychosen	Angstzustände
Psychotherapeut	Behandler des Geistes und der Seele
Pyelonephritis	Entzündung der Niere
Radiculopathie	Nervenwurzelerkrankung
Rebound-Effekt	wieder stärkere Beschwerden nach Absetzen eines Medikamentes
Restless-Legs-Syndrom	Krankheit der ruhelosen Beine
Retardtablette	Tablette mit Speicherkapazität
Substantia nigra	schwarze Substanz
Thalamus	Gehirnbestandteil
Thymuspeptide	chem. Begriff
Tinnitus	Ohrgeräusche
Tunnelproteine	Zellwandkanal
Urämie	zu geringe Giftausscheidung
Veganer	Menschen, die kein tierisches Eiweiß essen
Vegetativum	beeinflussbares Nervensystem
Zellmembranen	Zellwände

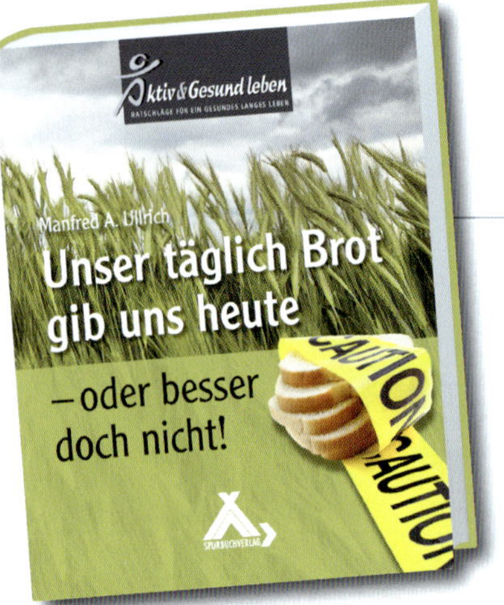

128 Seiten
Hardcover
17,5 x 22 cm
D 22,– €
A 22,60 €

ISBN 978-3-88778-457-7

Manfred A. Ullrich

Unser täglich Brot gib uns heute – oder besser doch nicht!

Wir leben vom gesunden Brot, möglichst Vollkornbrot oder -br chen. Wir Menschen wollen uns gesünder ernähren. Wir reduzie den Fleischkonsum, rauchen nicht mehr, trinken vielleicht weni Alkohol. Und doch werden wir immer häufiger chronisch kra Was läuft verkehrt?

Kann es sich vielleicht um Brot aus Hochleistungs-Hybridweichw zen handeln? Um Brot, in dem Stoffe vorhanden sind, die imr mehr Menschen nicht vertragen können?

Wir haben in unserer Praxis über die Jahre die Veränderungen u den Einfluss des Getreides auf den Menschen verfolgt und kan zu erschreckenden Ergebnissen.

Zu den diversen Unverträglichkeiten mit ihren verschiedenen Sy ptomen stellen wir fest: Weizen hat einen höheren glykämisc Index als Haushaltszucker (7.000.000 Diabetiker). Neurodermit können Weizenprodukte nicht vertragen. Bei Einnahme kann zur Juckkrise kommen.

Wir klären Sie auf!

Hardcover
160 Seiten
Softcover
17,5 x 22 cm
D 15,80 €
A 16,20 €

ISBN 978-3-88778-502-4

Karl Hecht

Heilung der Natur und Tierwelt durch die Anwendung des Naturzeoliths

Dieses Buch zu schreiben veranlasste ein weltweiter „N hilferuf" nach dem aktu-ellen Erkenntnisstand über die wendung des Naturzeoliths zur Heilung der von skrupello Menschen der Natur zugefügten Wunden und zur Gestalt eines erträglichen Lebens der landwirtschaftlichen Nutzti

Nachdem ich als Arzt und medizinischer Wissenschaftler vier cher über die effektive Anwendung des Naturzeoliths als Naturv stoff in der Humanmedizin und zur Förderung des menschlic Gesundseins geschrieben habe, erklärte ich mich bereit die „Nothilferuf nachzukommen und auch ein Buch für die Anv dung des Naturzeoliths im Bereich der Landwirtschaft und Erhaltung der natür-lichen Biosphäre zu verfassen.

Das tue ich auch deshalb gern, weil ich einer Landwirtfa entstamme. Zudem war mein erster Beruf Landarbeiter mit b kundetem Abschluss. Seit dieser Zeit, es war das Jahr 1940 al diese Prüfung mit sehr gut ablegte, hat sich die Landwirtsc von der früheren mir bekannten Naturverbundenheit unen weit entfernt.

Die Industrialisierung von Ackerbau und Tierhaltung betracht als eine von Menschen verursachte Naturkatastrophe. Die h ge Ausbeutung der Böden ohne vorsorgliche Pflege, der Ei von Pestiziden ist mir aus meiner früheren Sicht eines natürli Ackerbaus unverständlich.

ʼlanfred A. Ullrich

epressionen – alternativ und erfolgreich ehandeln

ıronische Krankheiten sind ohne Operation unheilbare Krank-ːiten, nur akute Krankheiten sind heilbar.

edikamente sind eine Notfallmedizin und helfen sofort, lang-stig heilen sie bei chronischen Krankheiten meist nicht. ir brauchen beide Richtungen, Schulmedizin und Naturheilver-hren, wobei endogene, angeborene Formen oft nur zu lindern ıd. Der neue Weg führt über das „Bauchhirn" zum Kopfhirn. ːr Kranke sieht wieder Licht am Ende des Tunnels.

eses Buch soll zeigen, dass es auch andere Wege gibt, Depres-ınen erfolgreich zu behandeln. Neu: Auch Nahrungsmittelun-rträglichkeiten können zu Depressionen führen. Es soll revolu-ınieren und Patienten sowie Therapeuten wachrütteln, sie aus ːer Lethargie befreien.

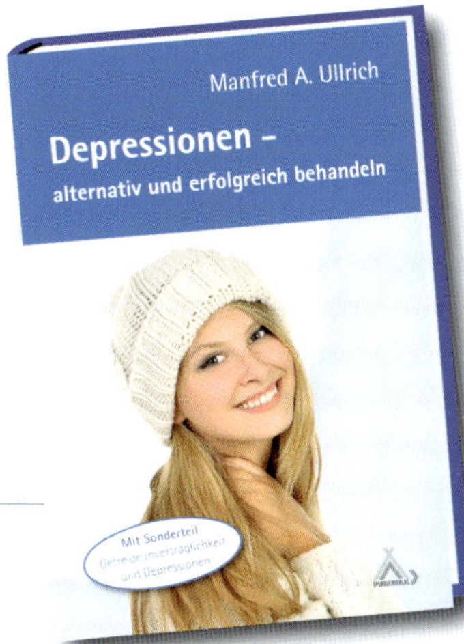

160 Seiten | Hardcover
15 x 21,5 cm
D 22,– € | A 22,60 €

ISBN 978-3-88778-432-4

Mit der Auswahl dieser Bücher wollen unsere Fachautoren Sie gut dabei beraten. Darum kümmern müssen Sie sich selbst.

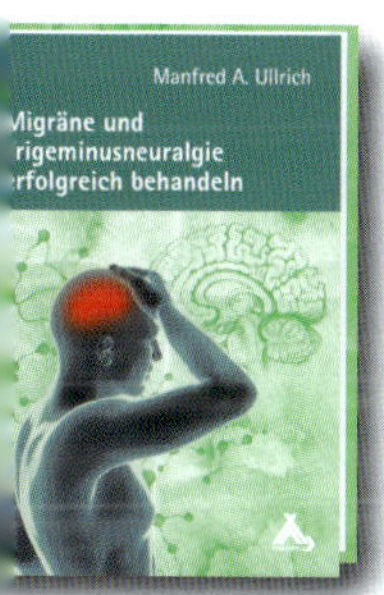

gräne und geminusneuralgie olgreich behandeln

räne und Trigeminusneuralgie sind ɔar! In diesem Buch wird eine neue ːapiekombination vorgestellt, die Schmerzen beider Krankheiten ːt unterdrückt, sondern teilweise ːt schnell heilt. Naturheilkundli-Behandlungswege und die neue ɪgstherapie werden ebenso wie die sthilfe vorgestellt und ausführlich ːhrieben.

andelt sich um eine neue, wirklich greiche und dauerhafte Heilme-ːe.

S. | Hardcover | 15 x 21,5 cm
ge Abb. | D 19,80 €
,30 €

978-3-88778-425-6

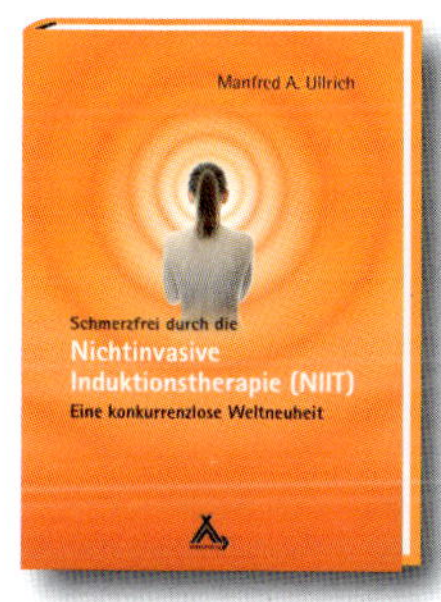

Nichtinvasive Induktionstherapie (NIIT)

Mit der Colon-Hydro-Therapie behandeln wir systemische Krankheiten und den extrazellulären Raum (Nahrungsbereitstellung und Abfalltransport). Mit der Nichtinvasiven Induktionstherapie können wir die Zellwand durchschlagen und die kranke Zelle wieder regenerieren, ob sie will oder nicht. Durch die NIIT kann der Zellverband wieder richtig ernährt und aufgebaut werden. Das ist logisch, das ist neu. Das lässt viele chronisch Kranke wieder hoffen.

96 S. | Hardcover | 15 x 21,5 cm
farbige Abb. | D 11,60 €
A 11,90 €

ISBN 978-3-88778-338-9

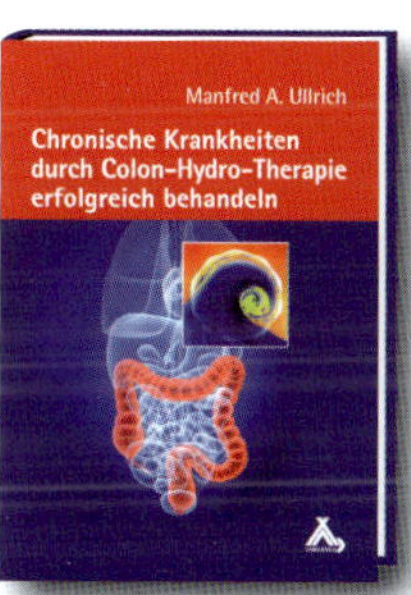

Chronische Krankheiten durch Colon-Hydro-Therapie erfolgreich behandeln

Mit der Colon-Hydro-Therapie ist man erstmals in der Lage, alle Schlacken aus dem Darm zu lösen und abfließen zu lassen. Wenn alle Rückstände entfernt sind, verschiebt sich der Säure-Basen-Haushalt des Darms ins Basische. Dadurch gehen auch alle schädlichen Pilzkulturen im Darm zugrunde und werden mit den Entzündungsbakterien ausgeschieden.

256 S. | Hardcover | 15 x 21,5 cm
farbige Abb. | D 22,– €
A 22,60 €

ISBN 978-3-88778-357-0

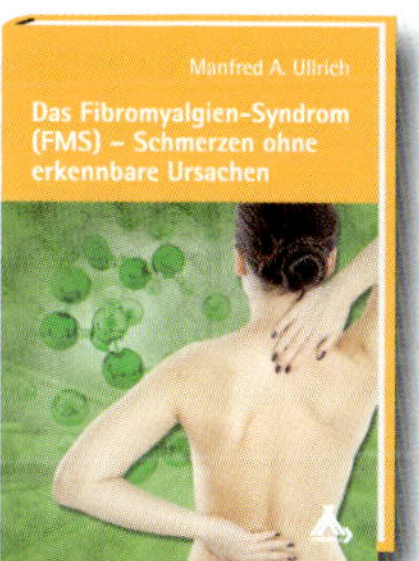

Das Fibromyalgien-Syndrom (FMS)

Rückenschmerzen, Schulterschmerzen,Drehschwindel, Spannungskopfschmerz, Herzrasen, Bauchkrämpfe, Brustschmerzen, bei Belastung körperlicher Art oder seelischer Art, ständig oder zeitweise bei Aufregung, ohne erkennbare Ursache. Alle Untersuchungsergebnisse sind negativ. Mit diesem Buch können Sie selbst feststellen, ob es sich vielleicht um eine FMS handelt. Es werden mehrere Therapien aufgezeigt. Sie können entscheiden, was für Sie die richtige Behandlung ist.

116 S. | Hardcover | 15 x 21,5 cm
farbige Abb. | D 19,80 €
A 20,30 €

ISBN 978-3-88778-373-0